AF783148

Willems

CRPS – Aktiv gegen den Schmerz

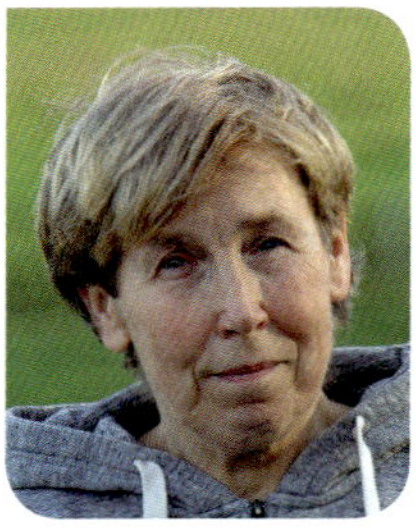

Als Betroffene weiß **Elvira Willems**, was es bedeutet, an dem weitgehend unbekannten, aber extrem belastenden CRPS zu erkranken. Nach dem Bruch des Handgelenkes, rätselhaften, mit starken Schmerzen einhergehenden Symptomen, der schwierigen Suche nach der richtigen Diagnose und dem holprigen Genesungsprozess kam in ihr der Wunsch auf, andere Betroffene zu unterstützen und ihnen eine Orientierungshilfe zu geben.

Elvira Willems

CRPS – Aktiv gegen den Schmerz

Alles über das Komplexe Regionale Schmerzsyndrom:
– Therapieoptionen
– Erfahrungen
– Selbsthilfe

Ich hatte ja keine Ahnung

Mit Ende zwanzig hatte ich zum ersten Mal Probleme mit den Knochen: eine Entzündung in der Lendenwirbelsäule. Das war schmerzhaft und langwierig und erforderte viele kluge Entscheidungen, und ich dachte damals: Ach, hätte ich mir doch irgendeinen Knochen am Arm oder am Bein gebrochen, da weiß man wenigstens, woran man ist, da bekommt man einen Gips und es dauert so und so lange, bis es wieder zusammengewachsen ist, und alles ist gut. Heute kann ich dazu nur sagen: *Little did I know.* Ich hatte ja keine Ahnung.

An einem Nachmittag Mitte Januar 2018 rutschte ich auf frischgefallenem Schnee aus, knallte hin und brach mir das rechte Handgelenk. Ein banaler, kleiner Unfall. Es folgten Notversorgung, OP, Gipsschiene, Fädenziehen … alles ganz normal. Doch dann wurde die Hand dick und heiß und schmerzhaft, und irgendwann bekam ich die Diagnose »komplexes regionales Schmerzsyndrom« – kurz »CRPS« – und verließ die Sprechstunde mit einer Hand voll Rezepten. Zu Hause habe ich natürlich recherchiert, was ein CRPS genau sei. Was ich fand, war vor allem sehr viel Widersprüchliches. Und ich kann recherchieren; ich weiß, wie das geht. Recherche ist quasi mein zweiter Vorname. Immerhin bin ich Literaturübersetzerin, und das Recherchieren gehört zu meinem Job. Um etwas übersetzen zu können, muss ich es zumindest in Ansätzen verstehen. Und wenn ich mit Internetrecherchen und Büchern nicht weiterkomme, suche ich mir jemanden, den ich mit meinen Fragen löchern kann. Ich bin außerdem ein Büchermensch, und ich fand es damals sehr verwunderlich, dass es (außer einem dünnen, in meinen Augen wenig hilfreichen Bändchen) kein Buch über das CRPS gab. Als ich anderthalb Jahre später aus dem Gröbsten raus war, verdichtete sich ein Gedanke, der mir die ganze Zeit immer wieder im Kopf herumgespukt war: Ich würde gern ein Buch über das CRPS schreiben, und zwar das Buch, das ich gebraucht hätte, als ich die Diagnose bekam.

Ich will Ihnen hier also erzählen, wie es mir – und einigen anderen Betroffenen – mit dem CRPS ergangen ist und was ich inzwischen alles über das CRPS herausgefunden habe. Wie ich die Krankheit erlebt habe und was ich mir habe einfallen lassen, um gut durch die Zeit zu kommen. Auch vom Auf und Ab und davon, wie ich gekämpft und Fragen über Fragen gestellt habe. Und was das CRPS Gutes für mich getan hat. Ja, auch das.

Ich möchte, dass Sie als Betroffene das CRPS in seiner Komplexität einigermaßen verstehen und vielleicht nicht ganz so hilflos dastehen wie ich, wenn man diese unlogische und beängstigende Erkrankung bei Ihnen diagnostiziert. Damit Sie besser damit zurechtkommen. Damit Sie gute Entscheidungen treffen und für sich einstehen. Damit Sie auf Augenhöhe mit Ärzten und Therapeutinnen kommunizieren und alle Fragen stellen, die Ihnen auf der Seele brennen. Und sich nicht abwimmeln oder mit simplen Erklärungen abspeisen lassen.

Vor allem will ich Sie als Betroffene ermutigen und ein Stück weit in die Lage versetzen, in sich hineinzuhorchen, auf den eigenen Körper zu hören und auf ihn zu vertrauen. Und gut für sich selbst zu sorgen.

CRPS ist wahrlich kein Pappenstiel, und die Prognose ist ungewiss bis gruselig oder beängstigend. Ein CRPS kann sehr unterschiedlich verlaufen, und jede und jeder Einzelne muss ihren oder seinen Weg finden, um mit dieser Erkrankung zu leben.

Doch hätte mir im Sommer 2018 jemand erzählt, dass ich zwei Jahre später meinen Garten wieder hegen und pflegen könnte und mit dem SUP-Board über den See vor meiner Haustür paddeln würde, wäre mir damals sehr viel leichter ums Herz gewesen.

Dieses Buch ist also in erster Linie ein Buch für CRPS-Betroffene. Aber auch für ihre Freundinnen, Bekannten und Familienangehörigen. Und vielleicht auch für Therapeuten. Und Ärztinnen. (Kleiner Hinweis: Statt zu gendern, benutze ich im Buch mal die männliche und mal die weibliche Form.) Also, dieses Buch ist eigentlich für alle, die in irgendeinem Kontext – privat oder beruflich – mit Menschen zu tun haben, die an einem CRPS erkrankt sind. Vielleicht kann ich auch ihnen helfen, ein bisschen besser zu verstehen, was in den Betroffenen vorgeht und mit welchen Ängsten sie sich plagen.

Ich habe viele Gespräche geführt: mit anderen Betroffenen (Hand und Fuß), mit meiner Handchirurgin und meinem Schmerztherapeuten, die mir, als ich endlich zu ihnen fand, sehr geholfen haben. Ich habe Ergotherapeutinnen, Physiotherapeutinnen und Handtherapeutinnen befragt. Alle haben bereitwillig ihr Wissen und ihre Erfahrungen mit mir geteilt. Ich habe gelesen und gelesen und gelesen, Fragen formuliert und versucht, die Antworten darauf zu finden: in der Literatur und im persönlichen Gespräch.

Möglich, dass Sie ganz andere Fragen haben. Fragen, auf die ich nicht gekommen bin und die ich deshalb auch nicht beantwortet habe. In dieser Hinsicht ist es auch ein sehr persönliches Buch, das parallel zu meiner Geschichte verläuft. Zu dem, was ich aus erster Hand erlebt habe. Doch die Gespräche mit anderen Betroffenen haben mir mehr als deutlich gemacht, dass meine Erfahrungen so individuell gar nicht sind, dass es viele Parallelen und Ähnlichkeiten gibt.

Ich möchte unbedingt dazu beitragen, dass Sie besser mit dem CRPS zurechtkommen. Und vielleicht hilft mein Buch auch ganz allgemein, das Bewusstsein für die Existenz dieser Erkrankung zu schärfen, damit sie früher diagnostiziert wird. Das wäre toll. Denn wenn ein CRPS frühzeitig erkannt und richtig therapiert wird, bestehen gute Heilungschancen. Leider kommt es immer noch vor, dass ein CRPS gar nicht erkannt wird oder erst, wenn es längst chronisch geworden ist.

Die Symptome eines CRPS sind äußerst komplex. Sie treten nicht alle gleichzeitig auf und sind gerade im Anfangsstadium für den Laien nicht unbedingt zu erkennen. Sie unterscheiden sich zuweilen auch nicht von den ganz »normalen« Erscheinungen bei Verletzungen. Deswegen muss dieses Krankheitsbild meines Erachtens nach endlich deutlicher ins öffentliche Bewusstsein gerückt werden.

CRPS ist eine »laute« Erkrankung. Sie kommt zwar leise, schleicht sich durch die Hintertür herein und rückt mit ihren Symptomen jeden Tag ein bisschen weiter vor, sodass man kaum sagen kann, wann es angefangen hat, wo der Punkt war, wo ein »normaler« oder regelgerechter Heilungsverlauf kippte. Aber dann ist sie plötzlich da, steht groß und breit im Raum und verlangt die volle Aufmerksamkeit.

Außerordentlich berührt hat mich in diesem Zusammenhang ein Satz einer Betroffenen: »Man ist ja in gewisser Weise schon von seinem Körper gedemütigt.« Ja, ein CRPS kann auch den härtesten Kerl in die Knie zwingen. Der Körper funktioniert nicht mehr auf die gewohnte Weise, was ja bei vielen Erkrankungen der Fall ist. Aber ein CRPS kommt einem, wenn man mittendrinsteckt, besonders perfide vor.

Ich erzähle Ihnen hier also meine Geschichte und schreibe über Symptome, Diagnostik und Therapie des CRPS, über den Verlauf der Erkrankung und darüber, was Betroffene für sich selbst tun können. Die Erfahrungen, Erlebnisse und Tipps der anderen CRPS-Betroffenen fließen in alle Kapitel mit ein. Besonders drei Frauen kommen immer wieder zu Wort und schildern ausführlicher ihre persönliche CRPS-Geschichte. Die Namen wurden geändert, doch ihre Erfahrungen und Schilderungen sind authentisch. Sophie und Mia erlitten genau wie ich ein CRPS an der Hand, Clara hatte gleich dreimal mit einem CRPS zu tun, einmal an der Hand und zweimal am Fuß. Auch so etwas gibt es.

Meine Geschichte, erster Teil

Bei mir begann alles – wie so oft beim CRPS – mit einem Bruch des Handgelenks. Was dann kam und wie es mir mit dem CRPS erging, will ich Ihnen hier schildern.

Eine Erkrankung »zerstört die eigene Geschichte, den vorgestellten Lebenslauf mit Familie oder Freunden, mit Plänen, Arbeit und Freizeit, die ausgemalte Zukunft. Die Patienten brauchen eine neue Erzählung für ihr Leben.«[1]

Dieser Satz spricht mich ganz unmittelbar an und bringt tief in mir drin etwas zum Klingen. Er stammt aus dem Mund eines Psychoonkologen, der auf die Frage seiner Interviewpartnerin, ob Patienten einen Sinn in ihrer Krebserkrankung suchen sollten, antwortet, hinter den Fragen nach dem »Warum? Warum ich? Warum jetzt?« einer Krebserkrankung stehe oft »der schmerzhafte Verlust des persönlichen Narrativs«, und dann mit dem oben zitierten Satz fortfährt. Ich glaube, das trifft auch auf chronische Schmerzerkrankungen zu. Für mich persönlich steckt darin eine tiefe Wahrheit, denn alles, was ich mir so vorgestellt hatte für die nächsten Tage, Monate, Jahre, galt nicht mehr, als ich ein CRPS bekam. Ich brauchte eine neue Erzählung. Für den nächsten Tag, die nächste Woche, das nächste Jahr. Ja, womöglich sogar für den Rest meines Lebens. An dieser Erzählung arbeite ich noch heute, jeden Tag. Dieses Buch ist auch ein Teil davon.

So eine Erzählung ist für mich auch viel umfassender als ein Plan; sie schließt eine Deutung mit ein, ein Wie und Warum und Weshalb. Ein gedankliches Umkreisen von Wahrnehmungen und Möglichkeiten. Ein Sortieren, Deuten und Umdeuten dessen, was war, was ist und was sein könnte.

Unfall

»Da draußen schneit es«, habe ich am 18. Januar 2018 nachmittags ins Tagebuch geschrieben. »In zwei Stunden hat sich die Welt in Watte eingepackt. Oh, lieber nicht, möchte ich sagen.« Am frühen Abend wollte ich den Schnee von den Autoscheiben fegen und die Thermomatte drauflegen. Ich hatte am nächsten Morgen einen Termin und keine Lust aufs Kratzen. Kaum stand ich vor dem Auto, rutschte ich auf dem frischen Schnee aus; und auch wenn ich zunächst keine Schmerzen verspürte, war mir sofort klar, dass da etwas ganz und gar nicht stimmte. Um den Sturz abzufangen, hatte ich im Reflex nur den rechten Arm nach hinten gerissen. Das war vielleicht nicht so klug gewesen.

Es wurde ein sehr langer Abend: Zuerst dauerte es eine ganze Weile, bis ein Krankenwagen kam. Dann dauerte es noch einmal sehr lange, bis wir endlich losfuhren. Seit dem Sturz waren sicher anderthalb Stunden vergangen, und die Schmerzen waren so stark, dass sie mir irgendwann eine Spritze verpassten, von der mir übel und dumpf wurde. Ich sackte so komplett weg, dass ich an irgendeinem Punkt leise murmelte: »Und jetzt sterbe ich.« Als ich endlich in der Notaufnahme war, wurde das gebrochene Handgelenk als Erstes mit einem gepolsterten Irgendwas fixiert. Was für eine Erleichterung, denn inzwischen hielt ich die Schmerzen kaum noch aus.

Doch nach dem Röntgen saß ich wieder sehr lange im Wartebereich, während die Schmerzen immer stärker wurden. Irgendwann legte ich mich auf eine Fahrtrage, weil ich einfach nicht mehr konnte, und weinte. Ich fühlte mich sehr alleingelassen. Mit der Diagnose »distale Radiusfraktur«, einem dicken Verband mit Gipsschiene und der Erklärung, man werde – in etwa einer Woche – eine Platte einsetzen, um den Bruch zu fixieren, wurde ich irgendwann nach Hause geschickt.

Warten

Die Woche bis zur OP lag ich zu Hause auf der Couch und konnte nichts tun als abzuwarten, dass die Tage vorübergingen. Ich kann mich nicht erinnern, ob ich da große Schmerzen hatte. Ich glaube nicht. Und ich hatte Ibuprofen. Ich konnte tatsächlich gar nichts tun, außer die Hand hochzuhalten und mich in Geduld zu üben.

Am nächsten Tag telefonierte ich einmal im Kreis, denn ich musste verschiedene Termine absagen. Abends kamen zwei Freunde vorbei, brachten ein paar Einkäufe mit, schnippelten Gemüse auf Vorrat, verstauten es küchenfertig und gut verpackt im Kühlschrank und kochten mir etwas zu essen. Ohne vorher lange zu fragen. Das war großartig. Ganz einfach großartig.

In dieser Woche dachte ich nur: Okay, durchhalten. Nach der OP dauert es ein paar Wochen, bis die Knochen wieder zusammengewachsen sind, und dann kann das Leben wie gewohnt weitergehen. Im Atelier unterm Dach steht eine breite Futoncouch, auf der habe ich mich eingerichtet. Die Katzen Lili und Leo haben mir dabei Gesellschaft geleistet; sie fanden es ganz toll, dass die Frau immer Zeit zum Kuscheln hatte. Ich glaube, ich habe in dieser Woche einfach nur die Zähne zusammengebissen und die Tage rückwärts gezählt. Noch sechs Mal schlafen ... Die Ärztin in der Notaufnahme hatte mir aufgetragen, die Finger zu bewegen. Aber wie sollte das denn gehen? Die guckten ja gerade mal ein paar Zentimeter aus dem dicken Verband heraus und waren dick geschwollen.

OP

Am 25. Januar wurde das gebrochene Handgelenk also operiert und mit einer Platte stabilisiert. Nach zwei Nächten im Krankenhaus durfte ich wieder nach Hause. Dann war von Neuem Geduld gefragt.

Am 6. Februar, also zehn Tage nach der OP, brachte ein Freund mich zu einem niedergelassenen Chirurgen, der die Nachbetreuung übernahm und die Fäden zog. Ab dem 7. Februar kam dann eine Physiotherapeutin ins Haus. Es war schwierig gewesen, überhaupt jemanden zu finden, der Hausbesuche macht. Diese Therapeutin erzählte mir gleich beim ersten Termin, da gäbe es ja auch noch Morbus Sudeck, aber das hätte ich nicht. »Ich hab schon schlimme Hände gesehen!«, sagte sie, während sie recht resolut an meiner Hand arbeitete.

Selbstverständlich recherchierte ich schon nach dieser ersten Erwähnung, was das ist. Und ließ es rasch wieder sein. Denn das, was man zu sehen und zu lesen bekommt, wenn man »Morbus Sudeck« eingibt (dass man das heute eigentlich CRPS nennt, konnte ich damals ja noch nicht wissen), ist so beängstigend, dass ich es möglichst schnell wieder vergaß. Doch ein Handyfoto meiner Hand vom 9. Februar zeigt eine da schon ordentlich angeschwollene Hand mit ziemlich unförmigen Fingern.

Seltsame Symptome

Ab dem 14. Februar wurde die Hand immer voluminöser; sie wurde steifer und schmerzte immer mehr. Ich konnte nicht wissen, dass das womöglich nicht »normal« ist oder »im Rahmen«, denn es war mein erster Knochenbruch. Woher hätte ich wissen sollen, was da über das übliche Maß hinausgeht? Deswegen habe ich ja auch gezögert, schon wieder zum Arzt zu gehen.

» *14.2.2018: Heftiger Rückschlag: seit Mittwochabend schon stark geschwollene Hand, Schmerzen. Zwischen Mittwoch und Samstag drei*

Nächte sehr schlecht geschlafen. Freitag auf Samstag höchstens zweieinhalb Stunden, trotz Schmerzmitteln, zwei Tabletten, bis 4 Uhr wach gelegen … Jetzt bin ich müde und auch ein bisschen niedergeschlagen, denn die Rekonvaleszenz ist doch sehr, sehr mühsam. «

Auch am Freitagabend, 16. Februar, brachte die Physiotherapeutin das Gespräch wieder auf Morbus Sudeck, meinte aber erneut, dass ich das nicht hätte. Einerseits war sie sehr fürsorglich und brachte mir zum Beispiel eine Rapswanne mit – eine große Wanne voller Rapskörnern, um die Hand darin zu bewegen, was die Nervenenden in der Haut stimuliert. Andererseits war sie aber auch recht grob:

» *16.2.2018: Sie hätte mir nicht so wehtun dürfen, gegen meinen Protest. Sie hätte nicht auf der Narbe herumdrücken dürfen.* «

Der eigenen Wahrnehmung zu vertrauen ist ganz schön schwer, wenn man plötzlich so gehandicapt ist. Wenn man mit etwas konfrontiert ist, was einen zutiefst betrifft, weil es im eigenen Körper steckt, worüber man aber nichts weiß.

Am Wochenende 17./18. Februar hatten wir Chorprobe. Freunde haben mich abgeholt, mich in der Nacht von Samstag auf Sonntag beherbergt und wieder nach Hause gefahren. Und auch zur Generalprobe und zum Konzert eine Woche später den Taxidienst gemacht. Das war eine tolle Unterstützung, ohne die ich das Konzert nicht hätte mitsingen können. An dem Probensonntag sagte eine Chorkollegin: »Lass da noch mal jemanden draufschauen.« Als ich sie Monate später darauf ansprach, erfuhr ich, dass sie Physiotherapeutin ist. Sie erklärte mir, sie habe sich schon gedacht, dass es ein CRPS sei, habe aber nicht aufdringlich sein oder mir Angst machen wollen.

Diagnose CRPS

Nach dem Wochenende nahm ich endlich all meinen Mut zusammen und bat einen Freund, mich zum Arzt zu fahren. Der Chirurg warf am Mittwoch, 21. Februar, nur einen kurzen Blick auf die aus dem Jackenärmel herausragende geschwollene Hand und sagte sofort zu seiner Helferin: »Ein Sudeck.« Ich verließ die Sprechstunde mit einem Rezept für DMSO-Creme (Seite 55) und Kortison und zwei Rezepten für Lymphdrainage und Ergotherapie. Zu Hause recherchierte ich noch einmal – gründlicher und mit mehr Ruhe. Ich fand so einiges, ich fand vor allem aber sehr viel Widersprüchliches. Ich litt damals unter großen Schmerzen, konnte die Hand nicht bewegen, ja, musste sie eigentlich dauernd hochhalten, damit das Pochen und die Schmerzen nicht schlimmer wurden. Da habe ich nicht stundenlang am Computer gesessen und mich von einer Recherchefundstelle zur nächsten leiten lassen, sondern mir nur ein paar notwendige Informationen zusammengekratzt, um mich irgendwie zu orientieren.

Die Hand wurde sehr dick, sie schwoll weiter an, pochte. Die Haut glänzte und sonderte Talg ab. Die Hautoberfläche fühlte sich fast ein wenig glitschig an. In der Hand war über lange Strecken große Hitze. Irgendwann fiel mir auf, dass die Fingernägel der betroffenen Hand das Wachstum quasi eingestellt hatten. Wenn sie an der linken Hand so waren, dass ich das Bedürfnis hatte, sie zu kürzen, waren sie rechts kaum über die Kuppen hinausgekommen. Und die Nägel wurden dünner, weicher. Das blieb über viele Monate so.

Ich erinnere mich an Tage voller Nichtstun, ich machte nichts anderes, als auf der Couch zu liegen und den Arm gegen die Wand zu stützen, um die Hand hochzuhalten. Zu viele Schmerzen, um mich auf irgendetwas zu konzentrieren; zu müde, um ein Buch zu halten mit der linken Hand. Wie sind die vielen Wochen bloß vorbeigegangen? Manchmal habe ich versucht, mir selbst gut zuzureden und mich zu beruhigen:

» *28.2.2018 Es ist alles auf dem Weg, es wird. Es wird alles wieder gut. Heulen muss ich trotzdem zwischendurch. Immer wieder. Ich habe das so nicht gewollt. Aber es ist, wie es ist, und ich gehe damit um. Mal besser, mal schlechter.* «

Die australische Künstlerin Fiona Dempster hat damals auf ihrem Blog handgedruckte Karten verlost, und ich hatte das Glück, drei Karten zu gewinnen. »Choose Kindness«, »Choose Hope« und »Choose Care« stand darauf, und ich hängte sie an einer Schnur an die Wand über meinem »Krankenlager«. Diese kleinen Karten hätten sich zu keinem besseren Zeitpunkt auf den weiten Weg zu mir machen können: Freundlichkeit, Hoffnung, Fürsorge. Eine schöne Erinnerungshilfe, gut für mich zu sorgen.

Schreiben = Verarbeiten

Zwei, drei Wochen nach dem Unfall ging mir auf, dass ich nicht verarbeitet bekam, was da alles mit mir passierte, weil mir das Tagebuchschreiben fehlte. Ich schwamm. Ich war passiv, im Kopf war es stumm. Fast fühlte ich mich wie abgetrennt von mir selbst.

Das Tagebuchschreiben gehört fest zu meinem Leben dazu. Ich muss mich einfach ab und zu hinsetzen und aufschreiben, was passiert ist. Fragen formulieren und meine Unsicherheiten in Worte fassen, damit ich nicht das Gefühl habe, meinem Leben nur hinterherzuhinken. Das Tagebuch ist mein Alltagsbegleiter, und weil das Buchbinden zu meinen künstlerischen Ausdrucksmöglichkeiten gehört, binde ich auch oft meine Tagebücher selbst. Dann sind sie noch persönlicher.

Mithilfe eines Diktierprogramms (das ich mir für meine Arbeit als Literaturübersetzerin bestellt hatte, weil ich da schon das Gefühl hatte, es könnte mir noch nützlich werden) konnte ich ab dem 13. Februar meine Gedanken diktieren, die Seiten ausdrucken und einkleben. Ab da geben die Aufzeichnungen mir heute einen Anhaltspunkt, wie es mir in der Zeit ging.

Mitte März tauchen zwischen den eingeklebten Diktaten wieder erste handschriftliche Einträge auf. Ich habe es wohl immer wieder mit der Hand versucht. Das zeigt mir, wie sehr es in dieser Zeit auf und ab ging mit Schmerzen, Steifigkeit in den Fingern und Problemen mit der Feinmotorik.

Die Gedanken entstehen beim Schreiben – ob mit Füller, Bleistift oder Kuli oder beim Tippen auf der Tastatur. Ich tippe unglaublich schnell mit zehn Fingern blind. Und ich habe eine schöne, ausdrucksstarke Handschrift. Beim Diktieren ordneten sich die Gedanken zwar nur halb so gut wie beim Schreiben mit der Hand, aber es half mir damals trotzdem sehr, irgendwie einzuordnen, was da mit mir geschah und wie ich mich fühlte.

Ich glaube, ich denke sehr stark mit den Händen. Das Auf und Ab der Finger auf der Tastatur gibt den Gedanken Rhythmus, die Bewegung des Stifts hält sie im Fluss. Mir war das vorher gar nicht so bewusst gewesen.

Ich halte es heute, zweieinhalb Jahre nach dem Unfall, kaum aus, die Tagebucheinträge aus den ersten Wochen und Monaten zu lesen. Zum Glück habe ich gar keine klaren Erinnerungen mehr daran, wie es mir in der ersten Zeit eigentlich erging. Das ist alles ein bisschen wie in Watte eingepackt. Ich dachte immer, ich wäre ganz gut durch diese Zeit gekommen, aber die Einträge verraten mir, wie schlecht es mir damals in Wirklichkeit ging. Wie viele Schmerzen ich hatte. Wie hilflos ich mich fühlte. Und auch, wie allein. Deswegen zitiere ich auch immer wieder aus meinen Tagebüchern; denn sie sind unmittelbares Zeugnis dessen, wie ich das Auf und Ab mit dem CRPS erlebte.

Kleine Fortschritte

Ab dem 26. Februar kam Ulrike Schwuchow zur Ergotherapie ins Haus. Was ganz fantastisch war: Sie ist nicht nur eine erfahrene Therapeutin, sie brachte mir auch einen Therapiespiegel mit, den sie mir für einige Wochen auslieh, sodass ich jeden Tag fleißig in Eigenregie Spiegeltherapie (Seite 67) machen konnte. Das Kortison habe ich Ende Februar wieder ausgeschlichen.

» *3.3.2018: Die Finger sind immer noch dick, die Gelenke unbeweglich, es fällt noch schwer, die Finger zu rühren. Aber der Schmerz ist weitestgehend raus. Nachdem ich das*

Kortison reduziert hatte, habe ich ja noch einmal 2–3 Tage Schmerzmittel nehmen müssen, das brauche ich jetzt nicht mehr. Spiegeltherapie, Quarkwickel, kühle Erbsen, Gymnastik, Salbe … Mehr ist jetzt nicht zu tun … Die rechte Hand beteiligt sich auch schon wieder an kleinen Dingen, fasst Papier mit an, hält ein paar Erbsen zwischen Zeigefinger und Daumen, cremt den Handrücken der linken Hand ein, was anfangs nach der OP undenkbar war. Also, die Beweglichkeit im Gelenk nimmt zu, die Kraft wächst, damit auch der Mut. So lasse ich das, was kommt, einfach kommen. «

Bis dahin war es anstrengend, und manchmal lagen meine Nerven blank (auch vom Schlafmangel), aber irgendwie war doch ein Fortschritt zu erkennen.

» *6.3.2018: Ulrike Schwuchow sagte gestern: »Man darf auch nicht vergessen, dass das eine Krankheit des ganzen Körpers ist.« Deswegen bin ich auch so erschöpft. Natürlich auch vom Schlafmangel, keine Frage … Das Handgelenk gewinnt an Stabilität, die Hand beteiligt sich schon wieder am Wäscheaufhängen, es gibt auch keine Probleme mehr mit nächtlichen Schmerzen in Narbe und Arm. Da ist eine Entwicklung zu erkennen. Die Finger werden längst nicht mehr so dick, am Morgen sehen sie schon ganz manierlich aus.* «

Mitte März bin ich das erste Mal wieder Auto gefahren – fast zwei Monate nach dem Unfall. Die Hand war zwar noch dick, doch mithilfe meiner stabilen Orthese konnte ich den Schalthebel wieder bedienen. Man hat keine Vorstellung davon, wie hilflos man in einem 160-Seelen-Dorf ohne jede Infrastruktur ohne Auto ist. Ab da konnte ich dann auch zur Physio- und Ergotherapie sowie zur Lymphdrainage fahren und war nicht mehr darauf angewiesen, dass die Therapeutinnen zu mir nach Hause kamen. Das hieß aber auch, dass ich mir neue Therapeutinnen suchen musste, denn Ulrike Schwuchow macht zum Beispiel nur Hausbesuche.

Gut getan haben die Waldspaziergänge: Sobald ich wieder Auto fahren konnte, bin ich zum Wald gefahren und spazieren gegangen. Anfangs nur eine Viertelstunde, dann immer ein bisschen länger – tief atmen, lauschen, die Stille genießen, die Sinne öffnen. Das war mir eine richtige Kraftquelle. Waldbaden, wie man heute so schön sagt.

Heiße Phase

Doch irgendwann im März kippte es, und ab da ging es drunter und drüber.

» *23.3.2018: … trotz Kühlen und Retterspitz-Umschlägen wieder ganz viel Schmerzen, Unbeweglichkeit und geschwollene Finger und Hand … Ich hatte bisher gedacht, die Entzündung sitzt nur in den Fingergelenken, aber sie sitzt auch im Handgelenk. Deswegen ist das auch noch so steif. … Vorhin habe ich auch aus tiefstem Herzen geweint. Zwei Tage nur kühlen, auf der Couch liegen, nichts tun. Schrecklich.* «

Es folgten hammerharte Wochen, in denen ich kein Land mehr gesehen habe.

» *26.3.2018: Das ganze Wochenende nur die Hand gekühlt und geschlafen. … Mit der Hand ging es die ganze Woche steil bergab, sodass ich am Donnerstag, also gestern, nochmals zum Arzt gefahren bin. Ich konnte wirklich nichts mehr machen … Ich nehme jetzt noch einmal für sieben Tage Kortison, damit die Schwellung rausgeht … Ich hatte nicht damit gerechnet, dass so etwas noch einmal kommen kann. Wo es doch schon so gut ging. Und es macht mich ziemlich fertig. Das Gesicht fängt wieder an zu glühen vom Kortison, der Magen … Alles Mist.* «

Wieder schlief ich viele Nächte so gut wie gar nicht, was ich in erster Linie dem Kortison zuschrieb. Ich dachte, da es ein Stresshormon ist, könnte es Schuld an den Schlafstörungen sein.

» *30.3.2018: Kortison zum Zweiten, und ich schlafe nicht … 10 Wochen invalid sein: in-valid = un-wirksam, un-tätig, un-wert, un-beweglich.* «

Die Kunst half mir

Trotz allem bin ich Ende März in mein Atelier gegangen und habe Papierschnipsel zusammengesucht und Collagen für ein Künstlerbuch geklebt. Ich dachte mir, auch wenn die Feinmotorik noch nicht funktioniert, einen Leimpinsel kann ich doch wohl schwingen. So entstanden am 26. März 2018 Hintergründe für ein Künstlerbuch. Es tat zwar weh, war aber dennoch gut und machte Spaß. »Es hat mir ein Stück Ermächtigung zurückgegeben«, steht dazu im Tagebuch. Den Begriff Ermächtigung finde ich in diesem Zusammenhang sehr interessant. Bei allem, was ich damals nicht konnte, gab mir das Schnipsel-Kleben ein Stück weit das Gefühl zurück, etwas zu können. Die Kunst half mir, mich auszudrücken; sie lenkte mich ab; sie erfreute mich. Sie trug, davon bin ich überzeugt, im Laufe der Monate ihren Teil zu meiner Genesung bei. Ab da hat das Malen, Zeichnen, Buchbinden, das Werkeln mit Farben und Papier peu à peu wieder mehr Raum in meinem Alltag eingenommen und mir über manche schwierigen Tage hinweggeholfen. Schauen Sie sich, wenn Sie mögen, in meinem Blog (siehe Service, Seite 135) die Einträge aus den Jahren 2018 und 2019 an. Sie dokumentieren das sehr schön.

Überflüssig 1

Beim dritten oder vierten Rezept für DMSO-Salbe fragte ich die Sprechstundenhilfe, ob das Rezept nicht auf 50 g statt auf 30 g ausgestellt werden könne. Ich musste für jedes Rezept über 30 km in die Apotheke fahren, und wenn gerade niemand da war, der die Salbe anrühren konnte, musste ich sie entweder am nächsten Tag abholen (wieder 30 km mit dem Auto) oder darauf hoffen, dass der Apothekenbote sie irgendwann brachte. Außerdem war die Zuzahlung bei einer Verordnung für 30 g genauso hoch wie für 50 g. Und Geld war in dieser Situation wirklich knapp. Die Arzthelferin wollte wissen, wie oft ich die Salbe denn auftragen würde. »Fünf bis siebenmal am Tag«, antwortete ich wahrheitsgemäß. Das käme ihr aber doch ein wenig übertrieben vor, erwiderte sie. Ich wusste nicht, ob ich vor Scham im Boden versinken oder vor Wut den Tresen zu Kleinholz verarbeiten sollte. Also erklärte ich ihr ruhig, dass ich damit der Anweisung des Arztes folge. Wieso meinte sie, darüber urteilen zu müssen, dass ich zu viel Salbe verbrauchte? Ich empfand diese Situation als sehr demütigend. Und als sehr anstrengend. Und als vollkommen überflüssig.

Neue Orthese

Ab dem 2. April 2018 sind die Tagebucheinträge wieder alle handschriftlich – sehr krakelig zwar, aber doch stur, habe ich mit Filzstift, Kugelschreiber oder Fineliner geschrieben, wie's grad kam. Feinmotorik-Training für die Hand.

Anfang April sorgte ich mich, das CRPS könnte überspringen.

» *11.4.2018: Der linke Arm schmerzt tief innen drin, Taubheit in der Hand. Rechts wandert der Schmerz den Arm hoch. Jetzt unterhalb vom Handgelenk. Fies. Schießt ein. … Das linke Bein fühlt sich auch taub an. Oh, bitte nicht!*
12.4.2018: Ich will im Augenblick auch nichts trainieren, nur kühlen und in Ruhe lassen. Aber die Schiene drückt auf jeden Fall. «

Die Orthese stammte noch von einer Verstauchung nach einem Fahrradsturz ein paar Jahre zuvor, und Ende April ließ ich mir eine neue Orthese verordnen. Nach intensiver Recherche und viel Ausprobieren fand ich tatsächlich eine, die wesentlich besser saß. An der alten Orthese entfernte ein Orthopädietechniker eine Metallschiene und schnitt die Daumenöffnung größer. Allein das war eine riesige Erleichterung. Zwischendurch waren Hand und Unterarm zeitweise sogar so geschwollen gewesen, dass ich überhaupt nicht in die Orthese hineinkam. Wenn ich mir das Ding heute anschaue, kann ich mir das gar nicht mehr vorstellen.

Zusätzlich hatte ich mir im Sportlerbedarf eine Handgelenksbandage (ein breites, stabiles Gummiband mit Daumenschlaufe) besorgt, die ich nun beim Autofahren, Schwimmen und Werkeln im Garten trug. Sie gab mir ein Gefühl der Sicherheit, war aber flexibler als die steifen Orthesen (die ja auch eine ganz andere Funktion haben). Weil jede Bewegung des Handgelenks über einen bestimmten Spielraum hinaus furchtbar wehtat und zu neuerlichem Anschwellen und vermehrter Steifigkeit im Handgelenk führte, hatte ich schreckliche Angst davor, dass mir die Hand verrissen wird. Die Bandage gab mir das Gefühl, davor einigermaßen sicher zu sein.

» *20.4.2018: Dem Handgelenk geht es in kleinen Schritten besser. Sehr kleinen Schritten. Es wird wieder stabiler … Ich krieg das hin. Ich will mein Leben zurück. Ich will zurück ins Leben.* «

Therapiesackgasse

In der handtherapeutischen Praxis, die Ulrike Schwuchow mir empfohlen hatte, lief es schon beim dritten Termin total schief. Ich sollte bei einer Übung den Daumen abspreizen, was zu dem Zeitpunkt einfach nicht ging. Doch die Therapeutin beharrte darauf.

» *30.4.2018: Auf meine Frage, ob man wirklich so an die Grenzen müsse, kommen nur Erzählungen von Schreckensszenarien. Ich habe mehrfach versucht, meine Frage neu zu formulieren. Und sie immer: »Wenn Sie nicht bewegen …« Nicht bewegen ist nicht die Alternative, das interessiert mich nicht.* «

Ich wollte die Hand ja bewegen. Ich habe sie im Alltag auf Teufel komm raus bewegt und zu Hause ganz viel trainiert und geübt. Aber sie wollte, dass ich etwas tue, was richtig, richtig wehtat. Dabei hatte ich doch inzwischen gelesen, dass zu starke Schmerzreize zu vermeiden sind, weil sie das CRPS jedes Mal wieder von Neuem triggern können. Statt mir zu erklären, welchen Sinn es hat, bei einer Übung so weit über die Schmerzgrenze hinauszugehen, dass mir die Tränen in die Augen schießen, sagte sie zu mir: »Wenn Sie so weitermachen, haben Sie in einem Jahr eine Kralle.« Und: »Menschen wie Sie schaffen das nicht.« Wenn ich also nicht tue, was sie sagt, werden meine Finger sich krümmen, nach innen biegen und versteifen. Und das ist dann ganz allein meine Schuld. Ich kann gar nicht beschreiben, wie ich mich in diesem Augenblick fühlte. Menschen wie ich? Was meinte sie damit? Menschen, die nachhaken? Die es genau wissen wollen? Menschen, die Stopp sagen? Statt mir zu erklären, welchen Sinn die Übung hat, hat sie mir Angst gemacht, mir gedroht und mich eingeschüchtert. Das fällt nun wirklich nicht unter gute Therapeuten-Patienten-Kommunikation.

Ich habe damals gedacht: Was wäre denn, wenn ich jetzt meinen Weg gehe und am Ende eine Kralle habe? Dann wäre es meine Verantwortung, denn ich habe es so entschieden. Doch damit könnte ich besser leben als umgekehrt. In der Verantwortung des Therapeuten liegt es, mich über mehrere Möglichkeiten und Wege aufzuklären. Dazu ist die fachliche Kompetenz notwendig. Und auf die hatte ich gebaut. Aber am Ende ist es meine Entscheidung, ich trage die Verantwortung. Und wenn die Therapie so wehtut, dass ich die Hand hinterher für drei Tage nur in kaltes Wasser legen will, damit sie wieder abschwillt und sich beruhigt – wenn das der Königsweg sein soll, dann will ich ihn nicht gehen. Und mit Drohungen erreicht man bei mir schon gar nichts.

Überflüssig 2

Aufgrund des Berichts dieser Therapeutin wollte der Orthopäde, der mich nach der OP betreut hatte, die Krankschreibung im Juni nicht mehr verlängern. Ich werde nie vergessen, wie er da saß, eine Mineralwasserflasche in die Hand nahm und sagte, ich könne ja so eine Flasche greifen und Wasser einschenken. Mehr interessiere die Krankenkasse nicht. Ich erstarrte förmlich und konnte nur denken: Bist du jetzt der Erfüllungsgehilfe der Krankenkasse? Und was ist mit mir als Mensch?

» *14.6.2018: Nach viel kryptischem Gerede hat er auf der AU bis 29.6. »Endbescheinigung« angekreuzt … Ich bin ja insgesamt aus dem nicht richtig schlau geworden. Mal sollte ich den Druck rausnehmen, mal sprach er von Platte rausholen, dann war er unzufrieden, dass ich nicht arbeite, dann wollte er keine Wiedereingliederung, sondern gleich volle Kanne arbeiten und dann auch noch ab Ende des Monats.* «

Wie gut, dass ich bis dahin den Weg zum Schmerztherapeuten gefunden hatte.

Perspektive

Über eine Freundin war ich in Kontakt mit der Handtherapeutin Uschi Crotogino in Kiel gekommen. Regelmäßig nach Kiel zur Therapie zu fahren konnte ich mir nicht vorstellen, denn das Autofahren strengte mich immer noch sehr an; aber Mitte April war ich so ratlos, dass ich sie anrief. Vielleicht hatte sie ja noch irgendeine Idee oder einen Rat. Irgendwie musste es ja weitergehen. Sie fand, ich sollte die Hand noch einmal einem anderen Arzt zeigen, und organisierte mir einen Termin in der Handchirurgie im Lubinus Klinikum in Kiel. Damit stellte sie eine ganz entscheidende Weiche für den weiteren Verlauf meiner CRPS-Erkrankung. Ich mag mir gar nicht vorstellen, wo ich heute stünde, wenn sie das nicht getan hätte.

So sprach ich am 4. Mai 2018 dort in der Handsprechstunde vor. Die Ärztin bestätigte die Diagnose CRPS und meinte, physio- und ergotherapeutisch sei ich gut versorgt, aber ich sollte doch einmal bei den Schmerztherapeuten reinschauen, die im gleichen Flur ein paar Türen weiter praktizierten. An diesem Freitagmittag war mir das Glück hold, denn als ich mit der Sekretärin einen Termin verabreden wollte, kam der Schmerztherapeut herein und meinte nach kurzer Beratschlagung mit der Sekretärin, ob ich noch Zeit hätte. Er habe noch ungefähr eine Stunde zu tun, könne sich aber danach noch um mich kümmern. Am Freitagmittag, wo das Wochenende schon winkt? Wow. Er machte eine ausführliche Anamnese, sah sich die mitgebrachten Befunde an und verordnete mir 25 mg Pregabalin am Abend gegen die einschießenden Nervenschmerzen.

Außerdem stattete er mich mit einer »Patienteninformation bei CRPS« aus, in der zwei für mich damals ungeheuer wichtige Sätze standen: »Das CRPS wird mit oder ohne Behandlung von selbst besser. Bei manchen Menschen wird es nicht besser.«[2] Mir war, als ich das las, als fiele eine ungeheure Last von mir ab, denn bis dahin hatte ich ja quasi unter der Drohung gelebt: Wenn ich nicht tue, was die Therapeutin sagt, zieht die Hand sich zur Kralle zusammen und versteift, und dafür bin dann ganz allein ich verantwortlich. »Das Behandlungsziel«, heißt es in der Patienteninformation weiter, »ist, Ihre Lebensqualität, ihre Funktionalität zu verbessern und den Schmerz zu reduzieren. Es ist wahrscheinlich, dass durch die Behandlung eine gewisse Schmerzlinderung erreicht wird. Der Behandlungserfolg hängt vom Umfang der Anstrengungen ab, die Sie dazu beitragen.« Ich konnte (und sollte) also dazu beitragen, damit es besser wurde, aber dieses Infoblatt vermittelte mir auch die Botschaft: Es liegt nicht allein in deiner Hand. Und das nahm mir eine Riesenlast von den Schultern. Ich konnte endlich ein wenig entspannen.

Ich konnte aber auch deswegen entspannen, weil ich mich sowohl von der Handchirurgin als auch von dem Schmerztherapeuten mit meinem Problem ernst genommen fühlte. Was für eine riesige Erleichterung es bedeutete, mich endlich nicht mehr erklären und nochmal erklären und rechtfertigen zu müssen, merkte ich da erst.

Schmerztherapie

Ich fand zum damaligen Zeitpunkt eigentlich, dass ich gar keine Dauerschmerzen (mehr) hatte und deswegen eigentlich auch kein Schmerzmedikament benötigte. Die Schmerzspitzen bei Überlastung waren so extrem, dass ich das Gefühl hatte, man müsste mich komplett unter Narkose setzen, um sie abzufangen. Doch mein Schmerztherapeut riet mir, es mit der Einnahme von Pregabalin abends zu versuchen, auch, um besser schlafen zu können. Und er hatte Recht;

es half mir sehr. Da ich davon aber morgens erst zwei Stunden später als normal auf »Betriebstemperatur« kam, wurde die abendliche Dosis von 25 mg noch einmal um 5 mg auf 20 mg reduziert. Damit bin ich dann eine ganze Weile sehr gut klargekommen. Es war über eine lange Zeit eine Art »Sicherheitspolster«. Es fing tatsächlich die Schmerzspitzen ab (was ich nie für möglich gehalten hätte) und nahm mir die Angst vor weiteren einschießenden Schmerzen, wodurch ich nach und nach in der Therapie auch Fortschritte machen konnte. Ich setzte die Hand auch im Alltag mehr ein, was die Beweglichkeit im Laufe der Zeit insgesamt deutlich verbesserte.

Eine Wohltat: das Schwimmen im See

Ich habe fast direkt vor der Haustür einen See mit Badestelle. Und ich schwimme für mein Leben gern. Ab Mitte Mai 2018 bin ich also in den See; anfangs immer in Begleitung von Freunden, denn ich war unsicher, wie ich zurechtkommen würde. Dazu habe ich mir immer die Handgelenksbandage angelegt, denn sie gab mir die Sicherheit, dass mir der Wasserdruck nicht die Hand verreißen konnte. Ich wollte unbedingt schwimmen, das hat mich enorm motiviert – und es hat mir wirklich gutgetan. Und dann kam eine Positivspirale in Gang. Das Schwimmen half mir, die Körpersymmetrie wieder herzustellen, und ich konnte mich im Wasser entspannen. Ich schwimme so gern. Und die Bewegung im kalten bis kühlen Seewasser ist die beste Lymphdrainage, die man sich denken kann. Beim Schwimmen hatte ich auch das Gefühl, ich kann noch etwas, wo ich doch so vieles nicht mehr kann. Das war ganz wesentlich. Das war enorm positiv.

Ab Mai 2018 war ich bei der Ergotherapeutin Anika Reimers in Therapie. Sie hat mich ernst genommen. Ich fühlte mich endlich gehört und angekommen. Beim Therapieabschluss im Herbst 2020 erinnerte sie mich daran, worüber wir bei der ersten Sitzung sprachen: »Du hattest damals Zukunftsängste, wie du jetzt deine Brötchen verdienen sollst, wo du nicht mehr schreiben konntest. Dann fühltest du dich auch missverstanden von anderen, auch unter Druck gesetzt. Du hattest eine richtig große Not. Und du fragtest dich ständig, ob mit dir etwas nicht stimmt oder du dir alles nur einbildest.« Anika Reimers erwiderte dann immer: »Das ist okay so. Und du hast den Schmerz … Du kannst dir nicht von jemand anderem einreden lassen, dass es anders wäre.«

Gymnastik

Im Juli 2018 war eine Freundin aus Österreich zu Besuch, die in Hamburg den Halbmarathon mitlief. Sie macht jeden Tag Gymnastik; und während sie bei mir war, schloss ich mich ihr an, so gut ich eben konnte. Irgendwas machte da Klick in meinem Kopf, denn es fühlte sich unglaublich gut an, mich zu dehnen, die Arme in den Schultern rotieren zu lassen, den Rücken lang zu machen, die Beine zu strecken, auf einem Bein zu stehen und das Gleichgewicht zu üben. Ganz simple Übungen, gar nicht schwer, einfache Kräftigungs- und Dehnübungen, um geschmeidig zu bleiben (die Sportlerin) beziehungsweise wieder zu werden (ich).

Denn vom CRPS war nicht nur die Hand betroffen, sondern der ganze Arm. Das habe ich ewig nicht gemerkt, denn die Hand war lange Zeit so geschwollen, heiß und schmerzhaft, dass ich sie nur hochhalten oder behutsam lagern und kühlen konnte. Doch bei der Gymnastik merkte ich, dass ich mit der Hand gar nicht mehr hinter den Rücken kam. Die ganze Muskulatur fühlte sich an, als wäre sie geschrumpft. Der ganze Körper war durch die lange Schonhaltung irgendwie schief. Ich hatte das Gefühl, ich würde nie wieder die Hände hinter dem Rücken verschränken können. Ja, ich fragte mich sogar, wie das je möglich gewesen war. Der ganze Arm war wie im Schraubstock, der Bewegungsspielraum extrem eingeschränkt. Das hat sich durch das Schwimmen und die Gymnastik – mit viel Geduld und ohne Leistungsdruck – im Laufe der Monate enorm verbessert. Außerdem gab das Turnen mir ein gutes Körpergefühl zurück. Im Dehnen spürte und spüre ich meinen Körper auf positive Art, der Dehnungsschmerz ist sanft, ich kann ihn steuern. Das hat auch mein Selbstbewusstsein (wieder) gestärkt.

Die Sommermonate vergingen mit Ergotherapie, Physiotherapie und Lymphdrainage, mit Schwimmen, Gartenarbeit und Gymnastik. Die Hand machte Fortschritte, die Beweglichkeit nahm zu, die Schmerzen wurden weniger, sodass ich Anfang August 2018 mit der behandelnden Handchirurgin und dem Schmerztherapeut darüber sprach, ob die Platte raus könnte.

Die Krankenkasse rief regelmäßig an, ob ich nicht bald wieder arbeitsfähig sei. Davon fühlte ich mich sehr unter Druck gesetzt. Ich war aber auch in Sorge, was passiert, wenn ich wieder mit dem Übersetzen anfange und nach kurzer Zeit feststelle, dass es einfach noch nicht geht. Wenn ich einen Auftrag annehme, unterschreibe ich einen Vertrag mit einem Abgabetermin. Und wenn ich den nicht einhalte, bringe ich mich in Teufels Küche.

Dies ist meine Geschichte mit dem CRPS von Januar bis August 2018; sie ist geprägt von großer Verunsicherung, vielen Rückschlägen, heftigem Auf und Ab. Aber auch von guten Erfahrungen und der großen Erleichterung, als ich endlich die richtige Hilfe bekam. Damit Sie es vielleicht ein wenig leichter haben, möchte ich Ihnen jetzt erläutern, was ein CRPS ist, wie es diagnostiziert und wie behandelt wird. Der Rest meiner Geschichte folgt dann weiter hinten (Seite 90).

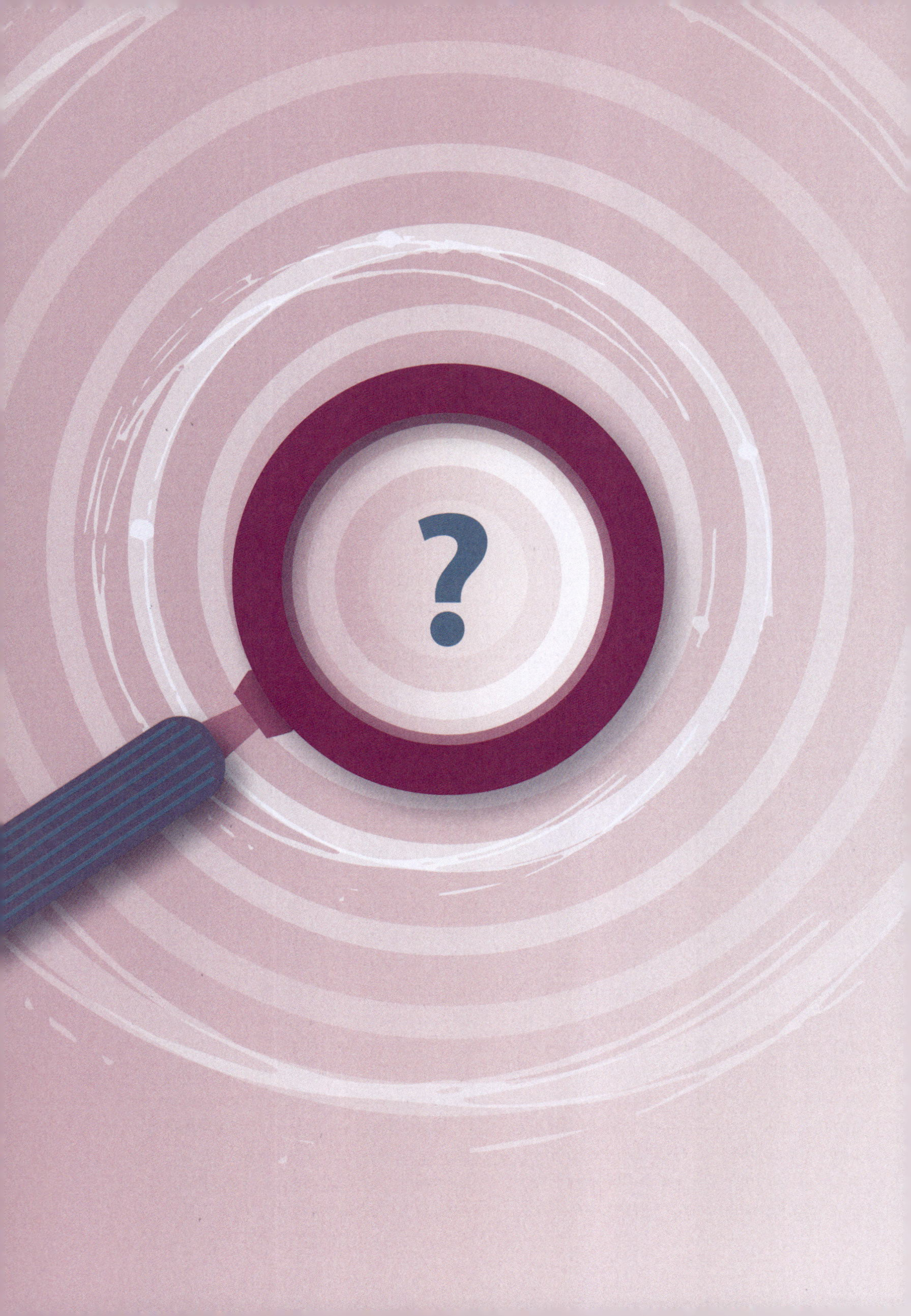

CRPS – *die unverstandene Krankheit*

Ein CRPS ist eine ernste Erkrankung mit weitreichenden Folgen für die Betroffenen. Leider kursieren immer noch zahlreiche Mythen und Fehlinformationen.

Was ist ein CRPS?

Jetzt geht es um die medizinischen Fakten, die es zum komplexen regionalen Schmerzsyndrom (CRPS) gibt. Das hervorstechendste Merkmal sind die übermäßigen Schmerzen.

Wenn nach einem Trauma (einer durch Gewalteinwirkung entstandenen Verletzung) – also zum Beispiel nach einem Knochenbruch, einer Quetschung oder einer Verstauchung – übermäßige Schmerzen auftreten, die in keinem Bezug mehr zu dem ursprünglichen Trauma stehen, wenn also Hand oder Fuß anschwillt, heiß wird und jede Bewegung weh tut … dann sollte man hellhörig werden, denn dann könnte man es mit einem CRPS zu tun haben. Ein CRPS betrifft vorrangig die oberen Extremitäten (die Arme). Es tritt vor allem am Handgelenk auf. Meistens nach einer komplizierten distalen Radiusfraktur, also eines Bruchs der Speiche maximal drei Zentimeter vom Handgelenk entfernt. Eine häufige Fraktur, sie macht etwa ein Viertel aller Knochenbrüche aus. Deswegen nennt man das Handgelenk auch den *loco tipico*. Über 60 % der Fälle bei Erwachsenen betreffen die oberen Extremitäten;[3] CRPS kann aber auch Ellenbogen, Knie oder Fußgelenk/Fuß betreffen. »Eine Schmerzstärke von ≥ 5 noch 1 Woche nach distaler Radiusfraktur kann ein Indikator für ein sich entwickelndes CRPS sein«, heißt es in den von der Deutschen Gesellschaft für Neurologie (DGN) erstellten Leitlinien zur Diagnostik und Therapie von CRPS.[4]

Das komplexe regionale Schmerzsyndrom (CRPS) fällt in den Bereich der neurologisch-orthopädisch-traumatologischen Erkrankungen. Ein CRPS betrifft also die Nerven und die Knochen und entwickelt sich in der Regel nach einem Trauma. Das kann ein Knochenbruch, eine Verletzung des Gelenks oder eine Weichteilverletzung (z.B. Prellung, Quetschung, Verbrennung, Zerrung, Sehnenriss) sein. Auch Weichteilerkrankungen (z.B. Sehnenscheidenentzündung) oder Morbus Dupuytren (Sehnenverkürzung der Hand) können das auslösende Trauma darstellen. Selbst Schlaganfall, Schädel-Hirn-Trauma und Herzinfarkt werden als mögliche Auslöser genannt.[5] Dass CRPS ohne vorausgegangenes Trauma auftritt, ist äußerst selten; es kommt aber durchaus vor. Oder das Trauma ist so lange her, dass kein Zusammenhang mehr hergestellt wird bzw. sich die Betroffenen nicht mehr daran erinnern.

Das CRPS ist eine Schmerzerkrankung

Das CRPS ist eine Schmerzerkrankung – aber was ist das eigentlich, Schmerz? Die International Association for the Study of Pain – IASP (Internationale Gesellschaft zur Erforschung des Schmerzes, Weltschmerzorganisation) definiert Schmerz als »ein unangenehmes Sinnes- und Gefühlserlebnis, das mit einer tatsächlichen oder drohenden Gewebeschädigung verknüpft ist oder mit Begriffen einer solchen Schädigung beschrieben wird«.[6] Schmerz hat eine unglaublich wichtige biologische Funktion, denn würden wir keinen Schmerz empfinden, würden wir körperlichen Verletzungen womöglich keine große Aufmerksamkeit schenken. Schmerz ist unser Schadensmelder oder Schadenswarner. Und wir kennen es auch alle, dass wir eine Verletzung erleiden und im ersten Moment keinen Schmerz empfinden, sondern erst dann, wenn sich die »gefährliche« Situation beruhigt hat. »In einer Not- oder Fluchtsituation kann diese Reaktion einer Schmerzunterdrückung unter Umständen lebensrettend sein«, heißt es in einem Ratgeber für Schmerzpatienten.[7]

Menschen empfinden Schmerz sehr unterschiedlich, in seiner Qualität und in seiner Intensität. Das Schmerzempfinden ist immer individuell und letztlich wohl nicht objektivierbar. Um Ärztinnen und medizinischem Personal die Bewertung der Schmerzintensität zu ermöglichen, wurden verschiedene Schmerzskalen entwickelt. Am häufigsten eingesetzt wird die numerische Skala von 1–10, wobei 1–4 für leichte, 5–6 für mittelstarke und 7–10 für starke bis sehr starke Schmerzen steht.

Die wichtigsten Unterscheidungen im Zusammenhang mit CRPS sind die zwischen Gewebeschmerz (nozizeptivem Schmerz) und Nervenschmerz (neuropathischem Schmerz) sowie zwischen akutem und chronischem Schmerz. Grob vereinfacht kann man sagen, dass der akute Gewebeschmerz, der eine Folge des ursprünglichen Traumas ist, im Verlauf der Erkrankung von chronischem Nervenschmerz abgelöst wird. Das ist für die Schmerzbehandlung sehr wichtig, denn nozizeptiver Schmerz spricht auf andere

Medikamente an als neuropathischer Schmerz.

Der Charakter des CRPS-Schmerzes wird ganz unterschiedlich beschrieben: Er ist elektrisierend, stechend, brennend, ziehend, ausstrahlend, bohrend, reißend, einschießend, klopfend, dumpf oder matt, und er sitzt in der Tiefe der Muskulatur und der Knochen. Typisch für CRPS ist auch ein Schmerzwechsel: Ist der Schmerz zu Beginn im Bereich der Verletzungsstelle lokalisierbar, kommt es in der Folge zu einem diffusen Schmerzempfinden in der ganzen betroffenen Extremität.

»Sobald ich nur gedacht habe, ich gehe jetzt mal spazieren, hat die Hand wehgetan. Für andere ist es schwer nachzuvollziehen, dass es auch schmerzt, wenn man nichts tut«, sagt Clara im Gespräch. Ich habe die Schmerzen in meinem Handgelenk meistens als »heißes Bügeleisen« beschrieben: Es fühlte sich an, als würde mir jemand mit einem heißen Eisen über die Haut fahren oder auf die Haut drücken oder im Handgelenk steckte ein heißes Bügeleisen.

Schmerzskala

Ihr Arzt wird Sie vermutlich fragen, wie groß Ihre Schmerzen auf einer Skala von 0 bis 10 sind, auf der 0 für »keine Schmerzen« und 10 für »stärkste vorstellbare Schmerzen« steht. Neben dieser »numerischen Rating-Skala« gibt es auch noch eine visuelle und eine verbale Rating-Skala, doch die numerische ist am weitesten verbreitet. Die Schmerzstärke ist nicht nur für die Wahl der Schmerzmedikation wichtig, sondern auch für die Dokumentation des Krankheitsverlaufs.

» *18.2.2018: Dass die Narbe so empfindlich ist, dass sie zieht, reißt, brennt, die Schmerzen den Arm hinaufschießen, das fühlt sich schrecklich an.*
1.3.2018: Noch eine interessante Parallele: Ich habe viel geheult die letzten Tage, über richtige Nichtigkeiten, die Reaktion war unverhältnismäßig. So unverhältnismäßig, wie der Schmerz, der bei diesem Syndrom durch meinen Arm schießt. «

Was passiert beim CRPS?

Inzwischen ist wissenschaftlich nachgewiesen, dass ein CRPS in den allermeisten Fällen in der akuten Phase eine überschießende Entzündungsreaktion nach einem Gewebetrauma ist. Das heißt, das Trauma/die Verletzung löst einen entzündlichen Prozess aus, und der setzt wiederum vielfältige molekulare Veränderungen sowohl im Gewebe als auch in den Nerven in Gang, und zwar im peripheren Nervensystem (alle Nerven außerhalb von Gehirn und Rückenmark) und im zentralen Nervensystem (alle Nerven in Gehirn und Rückenmark). Mit anderen Worten, die entzündlichen Vorgänge in der Akutphase des CRPS können im weiteren Verlauf zunehmend zu neuroplastischen Veränderungen im zentralen Nervensystem führen.

»Eine körpereigene Entzündung ist normal, sie tritt immer nach einer Gewebeschädigung auf und wird vom Körper reguliert. Beim CRPS ist diese Entzündungsreaktion jedoch stärker ausgeprägt und hält länger an als bei einem normalen Heilungsverlauf, bei dem in der Regel die Symptome nach ca. 8 Wochen abklingen«, heißt es auf der Webseite der Deutschen Schmerzgesellschaft.[8]

Vom CRPS betroffen ist also nicht nur der verletzte Körperteil oder die Stelle, die ein Trauma erlitten hat, sondern das ganze Nervensystem. Das ist sehr wichtig, um die Vielzahl der unterschiedlichen Symptome und Verläufe zu verstehen. Corinna Körbler, die im Marienhospital Stuttgart die Abteilung für Physio- und Ergotherapie leitet und die sehr viel Erfahrung mit CRPS-Patientinnen hat, schreibt dazu: »Beim CRPS finden Veränderung auf kortikaler Ebene im Zentralnervensystem statt.«[9] Der Cortex (oder Kortex) ist der äußerste Teil des Gehirns, die Großhirnrinde.

»Im Cortex entsteht aus den Signalen der Sinnesorgane und vorgeschalteten Hirnregionen ein zusammenhängender Eindruck der Umwelt«, erklären die Autoren des Projekts »dasGehirn.info«. »Zudem kann er Informationen speichern, ist also biologische Grundlage unseres Gedächtnisses. Verstand, zielgerichtete Handlungen, Gefühlsleben – kurz: Alles, was an psychischen Leistungen und Erkenntnisprozessen im Menschen stattfindet, ist ohne Hirnrinde nicht möglich.«[10] Beim CRPS wird zum Beispiel die betroffene Hand im Kortex kleiner abgebildet als die nicht betroffene Hand. Die gute Nachricht für CRPS-Betroffene ist, dass dieser Prozess umkehrbar ist. Der Kortex ist unglaublich wichtig für unser ganzes Sein in der Welt: »Dank der komplexen, aber faszinierenden Koordination des motorischen Kortex führen wir täglich verschiedene Aktionen durch. Er ist ein Teil unseres Gehirns, der uns hilft, Bewegungen zu planen, auszuführen und zu kontrollieren. Er erlaubt uns auch, auf Reize zu reagieren, die für unser Überleben unerlässlich sind.«[11]

Wenn wir das alles in Betracht ziehen, dann liegt auch auf der Hand, dass Veränderungen in diesem Bereich des Gehirns uns als ganzen Menschen verändern. Diese Veränderungen im Kortex betreffen auch das Erinnerungsvermögen, das Sprechen, das Denken und vermutlich auch noch einiges mehr.

Ich hatte zum Beispiel unglaubliche Probleme mit dem Erinnerungsvermögen und Konzentrationsstörungen. So habe ich mich etwa eines Tages dabei ertappt, dass ich innerhalb von zehn Minuten zwei Mal mit einem Zettel und einem Stift in den Keller ging, um den Strom abzulesen. Ich hatte auch extreme Wortfindungsstörungen, die habe ich immer noch, aber nicht mehr so stark.

Solche »Aussetzer« können irritieren, aber auch Angst machen. Was geschieht mit mir? Was ist eigentlich mit mir los? Zumal die Veränderungen schleichend kommen und man nach einer Verletzung oder einem Unfall erst einmal hauptsächlich damit beschäftigt ist, das körperliche Trauma heilen zu lassen. Man denkt vielleicht, man sei müde und unkonzentriert, weil man Schmerzen hat. Dann kommen weitere Symptome dazu, die einem begreiflich machen, dass das CRPS eine Erkrankung des ganzen Menschen ist und als solche auch entsprechend behandelt werden muss.

Wann wurde diese Erkrankung entdeckt?

1864 veröffentlichte der Arzt und Schriftsteller Silas Weir Mitchell unter dem Titel »Gunshot Wounds and Other Injuries of Nerves« (zu Deutsch etwa »Schusswunden und andere Nervenverletzungen«) die erste Beschreibung der »Reflex Sympathetic Dystrophy«.[12] Der deutsche Chirurg Paul Sudeck, nach dem das Krankheitsbild dann lange Zeit »Morbus Sudeck« hieß, beschrieb im Jahr 1901 zum ersten Mal die »akute (reflektorische) Knochenatrophie nach Entzündungen und Verletzungen in den Extremitäten und ihre klinischen Erscheinungen«. Es gibt eine ganze Reihe von Bezeichnungen für diesen Symptomkomplex: Sudecksche Krankheit, Sudeck-Dystrophie, Algodysthrophie, Neurodystrophie, Sympathische Reflexdystrophie oder nur Reflexdystrophie. Seit Mitte der 1990er Jahre wird international die von der IASP (International Association for the Study of Pain) als neuer Oberbegriff eingeführte Bezeichnung »complex regional pain syndrome« (CRPS) – komplexes regionales Schmerzsyndrom – verwendet.

Wenn Sie es also mit einem Arzt oder Therapeuten zu tun haben, der hartnäckig von Morbus Sudeck spricht, sollten Sie sich fragen, ob Ihr Gegenüber sich einfach nur nicht an die neue Bezeichnung gewöhnen kann, oder ob Sie es womöglich mit jemandem zu tun haben, der auch nicht auf dem neuesten Wissensstand ist. Sie haben als Betroffene das Recht, da kritisch hinzugucken. Und das sollten Sie auch tun, damit Sie gut für sich sorgen können.

Zahlen: Wie häufig ist ein CRPS?

Es ist mir leider nicht gelungen herauszufinden, wie viele Menschen in Deutschland pro Jahr an einem CRPS erkranken. Einig ist man sich darin, dass es meistens nach Handgelenksbrüchen passiert. Das ist mit 25% aller Frakturen die häufigsten Form von Knochenbrüchen.[13] PD Dr. Janne Gierthmühlen von der Universität Kiel schätzt, dass »das Vorkommen des CRPS bei etwa 1% aller Frakturen« liegt.[14] Andere Mediziner gehen von einer Inzidenz von 1–2% aus.[15] Auf der Webseite des Spitzenverbands der Gesetzlichen Krankenkassen findet sich die Angabe, dass die Gesetzlichen Krankenkassen 2010 die Krankenhausbehandlung von über 660.000 Knochenbrüchen bezahlt haben.[16] Davon 1–2% wären immerhin zwischen 6600 und 13.200 neuen CRPS-Fällen pro Jahr. Und da sind nicht die Patienten dabei, die privat krankenversichert sind.

Die Deutsche Schmerzgesellschaft gibt an, dass es mit »einer Häufigkeit von 2–15% … nach Verletzungen der Arme oder Beine zum CRPS, vor allem nach Knochenbrüchen, Operationen und anderen schwereren Verletzungen« kommt.[17] Dort steht auch, dass ein Auftreten nach leichten Verletzungen seltener, jedoch möglich sei. Die DGN-Leitlinien geben an, dass 2–5% der Patienten mit Verletzungen an den Extremitäten ein CRPS entwickeln.[18] Manche nennen ein CRPS eine seltene Erkrankung, und selten sind Erkrankungen, wenn sie weniger als 5 pro 10.000 Einwohner betreffen. Das wären bei 83 Millionen Einwohnern in Deutschland maximal 41.500 CRPS-Betroffene. Und das deckt sich in etwa mit dem, was auf der Webseite des CRPS-Netzwerks zu finden ist: »Schätzungen in Deutschland gehen von mindestens 10.000–40.000 Fällen aus.«[19]

Geschätzte 40.000 CRPS-Betroffene in Deutschland und vermutlich über 6000 neue CRPS-Fälle pro Jahr – das sind in meinen Augen ziemlich viele, und deswegen möchte ich Sibylle Kramer zustimmen, die in der Deutschen Zeitschrift für Akupunktur schreibt: »Das CRPS ist keine seltene Erkrankung.«[20]

Für Betroffenen spielt es am Ende vielleicht auch keine große Rolle, ob es jetzt eine seltene Erkrankung ist oder nicht. Es ist auf jeden Fall eine Erkrankung, die einen hohen Leidensdruck erzeugt. Frauen sind im Verhältnis 3:1 häufiger betroffen als Männer, und »das CRPS tritt in jedem Lebensalter auf, meist aber zwischen dem 40. und 70. Lebensjahr«.[21]

Etwa 10% der CRPS-Fälle sind CRPS-Typ-2-Fälle,[22] das heißt, bei ihnen besteht eine begleitende Nervenschädigung. CRPS ohne Nervenschädigung wird Typ 1 genannt und macht dann folgerichtig 90% der Fälle aus.

Eine langwierige Erkrankung ist ein CRPS in jedem Fall. »Wenn keine komplizierenden Faktoren dazukommen und eine adäquate Therapie rechtzeitig eingeleitet wird, ist die Prognose eines CRPS nicht zwangsläufig schlecht. Mit 1 Jahr dauernden relevanten Schmerzen vor allem bei Belastung muss in den meisten Fäl-

Auslöser für ein CRPS

Die Auslöser für ein CRPS teilen sich laut der Physiotherapeutin Jessica Tenten vom Uniklinikum Ulm wie folgt auf:

- 55 % Frakturen
- 22 % Weichteiltraumata
- 20 % chirurgische Eingriffe
- 3 % kleinere Stichinzisionen (Schnitte).[23]

len gerechnet werden, oft auch länger«, heißt es in den DGN-Leitlinien.[24] Und weiter: »Die Daten zur Prognose sind insgesamt noch unsicher, es ist aber beim Ausbleiben komplizierender Faktoren mit 50 % weitgehenden Remissionen zu rechnen.«[25] Aus dem Jahr 2005 stammt die Angabe, dass »nach 6 Monaten … zwei Drittel der Patienten, nach 1 Jahr ein Drittel der Patienten noch nicht beschwerdefrei« sind.[26] Und an anderer Stelle finde ich die Information: »Nur ein Viertel der CRPS-Typ-1-Patienten kann nach 18 Monaten wieder ihre ursprüngliche Arbeit aufnehmen, bei einem weiteren Viertel bleibt die Arbeitsunfähigkeit bestehen.«[27]

Dabei leidet ein erheblicher Anteil der Betroffenen unter anhaltenden Symptomen. Die Sudeck-Selbsthilfe Bremen schreibt auf ihrer Webseite: »Im Endstadium kann die Erkrankung zum Funktionsverlust des betroffenen Körperteils durch Gelenkversteifung und Schrumpfung der Haut, Sehnen und Muskeln führen.«[28] Und das will nun wirklich niemand.

CRPS bei Kindern und Jugendlichen

Ein CRPS kann auch bei Kindern auftreten. Das Erkrankungsalter wird zwischen dem 8. und dem 16. Lebensjahr angegeben. Die meisten Betroffenen sind zwischen 11 und 13 Jahre alt. Und es trifft häufiger Mädchen als Jungen. Im Unterschied zu Erwachsenen betrifft CRPS bei Kindern und Jugendlichen hauptsächlich die unteren Extremitäten und »entwickelt sich … in einem Großteil der Fälle (ca. 80 %) in Folge eines Bagatelltraumas«,[29] zum Beispiel einer Überdehnung des Sprunggelenks mit Verstauchung. Elisabeth Nolde berichtet vom Fall einer Elfjährigen, bei der erst 14 Monate nach einer Sprunggelenksdistorsion ein CRPS Typ 1 diagnostiziert wurde.[30]

Die Symptome sind die gleichen wie bei Erwachsenen; allerdings ist bei Kindern seltener ein entzündliches Stadium anzutreffen, sie haben »zu Beginn eine flüchtigere Symptomatik«.[31]

Die gute Nachricht: Die Prognose bei Kindern und Jugendlichen ist günstiger als bei Erwachsenen, denn 97 % erreichen eine vollständige Remission. Auch die Behandlung von Kindern und Jugendlichen stützt sich auf die drei Säulen Physiotherapie (innerhalb der vom Patienten angegebenen Schmerzgrenze), Schmerzbehandlung und begleitende Psychotherapie. Gute Ergebnisse sind bei Kindern auch mit TENS zu erreichen.

Draheim u. a. beschreiben den Therapieansatz im Zentrum für Schmerztherapie junger Menschen in Garmisch-Partenkirchen, wo ein »spielerisches Gangtraining (Fortbewegen durch Parcours, Pedalofahren, Übungen auf dem Trampolin …) bzw. Bewegungstraining für die Hände (diverse Spiele, die Handgeschicklichkeit erfordern, Armbänder knüpfen, Knete …), das sukzessive in seiner Intensität gesteigert wird«,[32] ein ebenso wesentlicher Therapiebaustein ist wie das Erarbeiten eines Desensibilisierungstrainings in Form von Wechselbädern, Trockenrubbeln, Eincremen und anschließender Igelballmassage. »Medikamentöse Ansätze spielen eine untergeordnete Rolle in der Therapie.«[33] Genau wie bei Erwachsenen gilt, je früher diagnostiziert und multimodal behandelt wird, desto besser die Prognose.

Symptome und Diagnostik

Die Symptome und das Aussehen der betroffenen Hand/des betroffenen Fußes sind oft so typisch, dass ein Arzt ein CRPS (eigentlich) sofort erkennen müsste.

Symptome sind Krankheitszeichen, die für eine bestimmte Krankheit charakteristisch sind, und krankhafte Veränderung, die zu einem bestimmten Krankheitsbild gehören. Ein CRPS ist eine Schmerzerkrankung, aber vor allem im akuten Stadium eine entzündliche Erkrankung. Die Symptome lassen sich demzufolge unterteilen in entzündliche Symptome und in zentralnervöse Symptome.

Entzündliche Symptome

Dazu gehören:

- Ödeme: Schwellung durch krankhafte Ansammlung von Flüssigkeit im Gewebe. Temperaturveränderungen: Im Seitenvergleich der Extremitäten gibt es Temperaturunterschiede, und wenn diese mehr als 1–2 Grad betragen, ist das zwar kein Beweis, aber es unterstützt die Diagnose.
- Veränderungen der Hautfarbe.
- Trophische Störungen: Das sind Gewebeveränderungen, die durch eine mangelnde Ernährung oder Denervierung entstehen können. Beim CRPS können Haut, Haare, Nägel, das Bindegewebe, die Muskeln und Knochen der Hand oder des Fußes betroffen sein. Wenn die trophische Störung unbehandelt bleibt, kann es rasch zu Bewegungseinschränkungen, Kontrakturen und zu teilweise schwer behandelbaren Gelenkfehlstellungen kommen. Auch weiter zum Rumpf hin gelegene Gelenke können davon betroffen sein – Schulter, Knie, Ellbogen, Hüftgelenk.

- Übermäßige Schweißproduktion.
- Fibrose: Das ist eine krankhafte Vermehrung des Bindegewebes. Dabei verhärtet das Gewebe des betroffenen Organs, und es entstehen narbige Veränderungen, die im fortgeschrittenen Stadium zur Einschränkung der jeweiligen Organfunktion führen.
- Allein aufgrund der genannten entzündlichen Krankheitszeichen ist das Bewegen der betroffenen Hand/des betroffenen Fußes schmerzhaft.

Zentralnervöse Symptome

- Schmerzempfinden auf Reize, die normalerweise keinen Schmerz hervorrufen.
- Übermäßiges Schmerzempfinden und übermäßige Reaktion auf schmerzhafte Reize.
- Zittern.
- Ungewöhnlich lange anhaltende Muskelanspannungen und Fehlhaltungen neurologischen Ursprungs.
- Unwillkürliche Muskelzuckungen neurologischen Ursprungs.
- Handschuh- bzw. strumpfförmig herabgesetzte Druck- bzw. Berührungsempfindlichkeit (Allodynie).

Betroffene erleben Störungen der Sensorik (der Wahrnehmung von Umgebungsreizen) und Motorik (der Beweglichkeit).

Die Störungen der Sensorik bedeuten: Schmerzen sind bereits in Ruhe vorhanden und werden bei Belastung verstärkt. Die Strukturen um ein Gelenk herum reagieren mit großer Schmerzüberempfindlichkeit auf Druck, und die Haut kann überaus schmerzempfindlich auf mechanische und/oder thermische Reize reagieren. Hinzu kommen Sensibilitätsstörungen (eine veränderte Wahrnehmung von Sinnesreizen) sowie charakteristische Störungen des Körperschemas (Nichtwahrnehmung der betroffenen Extremität).

Die Störungen der Motorik bedeuten: Es kommt vorrangig zu einer Einschränkung der aktiven und passiven Beweglichkeit, die Feinmotorik ist gestört, und es treten schmerzbedingte Bewegungseinschränkungen (Pseudoparesen, das sind Lähmungen, die aber nicht auf Nervenverletzungen zurückzuführen sind) auf. Seltener kommt es zu Tremor (Zittern), unwillkürlichen Muskelzuckungen und anhaltenden Muskelspannungen (Verkrampfungen).

Fremdheitsgefühl und Missempfindungen

Gehört die betroffene Extremität noch zum Körper oder besteht der ganze Mensch nur noch aus der betroffenen Extremität?

»Ich bin nur noch Hand, egal was ich tue, mein Gehirn ist nur noch Hand«, beschreibt Clara ihre erste CRPS-Erfahrung. Sie konnte sich nicht mehr auf andere Sachen konzentrieren: »CRPS nimmt einen riesigen Raum ein.« Andere dagegen nehmen die betroffene Extremität gar nicht mehr als zu ihrem Körper gehörig wahr. Clara erzählt von Menschen, die den betroffenen Arm mit sich herumtragen wie ein totes Tier. Auch Sophie hat es ähnlich erlebt, sie beschreibt es als Phantomschmerzen »quasi andersherum«. Sie hatte das Gefühl, ihr Körper versteht nicht, dass die Hand und der Arm noch da sind. Und Mia sagt noch deutlicher, es sei im Grunde nicht mehr ihre Hand gewesen.

» *6.3.2018: Meine Lymphtrainerin sagt: »Diese Hand muss man jetzt sehr lieb haben, damit sie weiß, dass sie Zeit hat zum Heilen.« Finde ich sehr bedenkenswert, hat sie schön gesagt.* «

Für mich war dieser schlichte Satz ein starkes Signal, mich gut um meine Hand zu kümmern. Mich ihr bei allem Schmerz und Missempfinden immer wieder positiv zuzuwenden. Ich hatte ihn die ganze Zeit über immer im Ohr. Er hat mir sehr geholfen, den Kontakt zu meiner Hand zu halten, sie oft zu berühren, auch wenn sie sich komisch anfühlte, talgig, zu heiß.

Eine Mitsängerin im Chor, die auch CRPS hatte, erzählte mir, niemand habe in die Nähe ihrer Hand kommen oder auch nur einen Blick darauf werfen dürfen. Es sei ihr alles zu viel gewesen.

Sehr unangenehm kann auch das Missempfinden sein, etwa wenn sich, wie bei Clara, Frottee anfühlt wie Dornen, alle Wahrnehmungen vollkommen übertrieben oder übersteigert sind. Jede Berührung schmerzt, die sensorischen Informationen, die die Hand aufnimmt, passen nicht zu dem, was die Augen sehen. Bei Mia war die Hand extrem berührungsempfindlich. Besonders nachts hielt sie die Überwärmung der Hand schlecht aus, sie störte ihren Schlaf. Manche Betroffene können keine Kleidung mit langen Ärmeln tragen, weil sie die Berührung des Stoffs auf der Haut nicht aushalten.

Mythos »Sudeck-Persönlichkeit«

Etwas, womit, glaube ich, alle CRPS-Betroffenen in der einen oder anderen Form – offen oder implizit – konfrontiert sind, ist die Vorstellung von einer sogenannten »Sudeck-Persönlichkeit«. Also die Vorstellung, es gäbe eine bestimmte Persönlichkeitsstrukturierung, die den Menschen dafür prädestiniert, CRPS zu bekommen. Ich höre und lese es in vielen Fallgeschichten und war selbst durch bestimmte Blicke, Worte und Zuschreibungen auch damit konfrontiert: Es gibt tatsächlich Ärztinnen und Therapeuten, die glauben heute noch an einen Zusammenhang zwischen bestimmten Persönlichkeitsmerkmalen (wie Ängstlichkeit oder eine depressive Grundstimmung) und einem CRPS.

Seit über 60 Jahren wird über die psychologischen Faktoren vom CRPS diskutiert. Das Label »Psycho-Krankheit« steht im Raum. Und weil die Schmerzen in keinem Verhältnis zu der vorausgegangenen Verletzung stehen, kommt auch hartnäckig immer wieder der Verdacht auf, die Betroffenen bildeten sich die Schmerzen nur ein.

Es ist wirklich an der Zeit, die Vorstellung von einer »Sudeck-Persönlichkeit« endgültig ad acta zu legen. Im Zusammenhang damit möchte ich auch an alle appellieren, für das Krankheitsbild nur noch die aktuell gültige Bezeichnung CRPS zu verwenden, denn meiner Erfahrung nach sind »Morbus Sudeck« und »Sudeck-Persönlichkeit« noch in viel zu vielen Köpfen viel zu eng miteinander verknüpft. Von beidem sollten wir uns verabschieden.

Lange galten Betroffene als »neurotisch«

Dabei hat der Psychologe Dr. Jürgen Lesky schon vor zehn Jahren in einem Artikel mit dem Titel »Die ›Sudeck-Persönlichkeit‹: Mythos und Fiktion« dargelegt, dass die Vorstellung von einer »Sudeck-Persönlichkeit« jeglicher wissenschaftlichen Grundlage entbehrt.[34] Nach Auswertung von 15 empirischen Studien und 5 Reviews sowie der Darstellung von Publikationen, die »vereinzelt Zusammenhänge zwischen CRPS und bestimmten Persönlichkeitsmerkmalen … berichten«, kommt Dr. Lesky zu dem Ergebnis: »Insgesamt können die Untersuchungsergebnisse die Annahme eines Zusammenhangs zwischen psychischen bzw. psychosozialen Faktoren und der Pathogenese eines CRPS sowie die Existenz spezifischer Sudeck-Persönlichkeitsstrukturen nicht bestätigen.«[35] Laut Dr. Lesky haben die Diskrepanz zwischen der starken Ausprägung der Symptome und dem zugrundeliegenden Trauma und die nicht vollständig geklärte Pathogenese schon früh zu der Idee geführt, dass CRPS-Patienten Neurotiker seien, denen eine ganze Latte von psychischen Auffälligkeiten zugeschrieben wurde. Ich möchte diese hier nicht wiederholen, denn mit jeder Wiederholung stehen sie wieder schwarz auf weiß da und werden erneut festgeschrieben. Man vermutete, dass bestimmte (problematische) Persönlichkeitsmerkmale einen Menschen für ein CRPS prädestinieren. Bis in die 20er und 30er Jahre des 20. Jahrhunderts lassen sich Vorstellungen zurückverfolgen, die »Patienten mit Morbus Sudeck als neurotisch mit einer Neigung zu leichter Irritierbarkeit und Unausgeglichenheit« beschreiben.[36] Veröffentlichungen auf Basis dieses tiefenpsychologischen Konzepts, das – wohlgemerkt – niemals empirisch-wissenschaftlich belegt wurde und einer Überprüfung nicht standhält, erstrecken sich bis in den Anfang unseres Jahrtausends, also in den Zeitraum hinein, in dem viele von den Ärztinnen und Therapeuten ausgebildet wurden, mit denen Betroffene es heute zu tun haben.

Da verwundert es nicht, dass CRPS-Patientinnen bis heute oft nicht ernst genommen werden, dass man den einen sagt, es sei alles gut, sie müssten nichts tun und nur abwarten, und den anderen, sie müssten die Hand ganz viel bewegen, auch in den Schmerz hinein, denn dann würde alles gut. Da verwundert es nicht, dass man Betroffenen das Ausmaß ihrer Schmerzen und ihres Leidens nicht glaubt, sie vielleicht noch mitleidig anschaut, aber nichts für sie tut.

Eine Physiotherapeutin, bei der ich in Behandlung bin, hat mir eines ihrer Lehrbücher aus der Ausbildung aus dem Jahr 1989 mitgebracht. Dort lese ich über CRPS: »Generell ist zu beobachten, dass ein bestimmter Patiententyp, der mit sich und der Umwelt in einem Spannungsfeld steht, eher dazu neigt, eine Sudecksche Dystrophie zu erhalten.«[37] Mir wird ganz anders, wenn ich das lese. Welcher Therapeut kann denn beurteilen, ob ein Betroffener »mit sich und der Umwelt in einem Spannungsfeld steht«? Hat die Therapeutin die Patientin denn jemals vor der Erkrankung erlebt? Wie kann sie überhaupt beurteilen, welche Charakterzüge oder Wesensmerkmale dem Betroffenen eigen sind und welche erst durch die Erkrankung aufgetaucht sind, verursacht durch Schmerzen, Frust, erzwungenes geduldiges Abwarten des Heilungsprozesses mit ungewisser Perspektive? Ich möchte diejenigen sehen, die angesichts einer solchen Erkrankung nicht mit der Welt hadern, die Schmerzen und Bewegungseinschränkungen heiter und gelassen hinnehmen und nicht ab und zu die Geduld verlieren und womöglich auch aus der Haut fahren. Die nicht auch mal heulen und niedergeschlagen sind. Das ist doch alles zutiefst menschlich.

Wir sind keine »eingebildeten« Kranken

Betroffenen wird mit so einer Zuschreibung quasi eine gewisse Mitschuld an ihrer Erkrankung zugesprochen nach dem Motto: Wenn du nicht so ängstlich/depressiv/empfindlich etc. wärst, hättest du das nicht bekommen. Mit jedem Gespräch mit CRPS-Betroffenen, das ich führe, mit jedem Erfahrungsbericht, den ich lese, wächst meine Beklemmung. Beim Transkribieren der aufgenommenen Gespräche werde ich ganz bedrückt. Es ist tatsächlich immer noch so, dass Betroffene abgewimmelt und beschwichtigt werden, dass die Diagnose (zu) spät gestellt wird, dass sinnlose Wochen mit der Suche nach den richtigen Ärzten/Therapeuten und dem Warten auf Termine vergehen. Das hatte ich so nicht erwartet. Ich muss erkennen, dass meine persönlichen Erfahrungen tatsächlich nicht allein meine sind. Meine persönlichen Erfahrungen sind nur ein kleines Puzzleteil in einem großen Muster. Oje.

Ich will hier eigentlich nicht jammern, aber an dieser Stelle bleibt mir wirklich die Spucke weg. Vor Entsetzen und vor Empörung. Ich sage es noch einmal ganz deutlich: Es findet sich »keine eindeutige Konstellation psychologischer Faktoren, die für die Entwicklung eines CRPS prädisponieren«.[38] Und wir sind weder eingebildete Kranke, noch besonders problematische Persönlichkeiten. Wir haben das CRPS nicht bekommen, weil wir so sind, wie wir sind. Wir haben das CRPS nicht schuldhaft über uns gebracht. Eine CRPS-Erkrankung ist eine extrem belastende Erfahrung. Wir sind leidende, unverstandene Menschen, die häufig über lange Strecken nicht die Hilfe und Unterstützung bekommen, die sie brauchten und verdienten. Uns soll bloß niemand mehr mit dem Spruch kommen, wir sollten uns zusammenreißen.

So wenig, wie es eine Schmerz-Persönlichkeit gibt (die Forschungen in diese Richtung wurden wegen Erfolglosigkeit ad acta gelegt!), so wenig gibt es diese ominöse »Sudeck-Persönlichkeit«, und deshalb ist die Suche nach ihr, wie Dr. Lesky schreibt, »unnütz und obsolet«.[39]

Ein CRPS belastet auch psychisch

Es ist doch vielmehr umgekehrt. »Die beobachteten Verhaltens- und Persönlichkeitsänderungen von CRPS-Patienten sind eher eine Folge der lang andauernden schmerzvollen Erkrankung und ihrer erheblichen therapeutischen Widerständigkeit und nicht deren Ursache«, formuliert Dr. Jürgen Lesky.[40] Ein CRPS ist eine in vielen Aspekten immer noch unverstandene, extrem schmerzhafte Erkrankung mit ungewisser und beängstigender Perspektive. Wer (nach oft langem Leidensweg) diese Diagnose bekommt und sich ein bisschen informiert, begreift schnell, dass das ernst ist, dass sie oder er etwas tun muss, um zu verhindern, dass die Hand oder der Fuß steif wird. Das schwebt über Monate wie ein Damoklesschwert über einem. Das macht Angst. Verstärkt wird das Ganze – wie es etwa bei mir der Fall war – womöglich noch durch ein enormes Schlafdefizit, weil die nächtlichen Lagerschmerzen einen nicht zur Ruhe kommen lassen. Ich fand oft einfach keine Position, in der ich die Hand so ablegen konnte, dass sie »Ruhe gab«. So etwas verändert einen Menschen. So etwas macht einen dünnhäutig und ängstlich. Und es ist auch bekannt, dass chronische Schmerzen zu Depressionen führen können.

Wie bei vielen anderen chronischen Erkrankungen, besonders Schmerzerkrankungen, kann es also auch durch das CRPS zu sekundären psychischen Veränderungen kommen, die dann unter Umständen Einfluss auf den Verlauf und die Therapie haben. Doch das ist eine ganz andere Baustelle, die wirklich Beachtung verdient. Aber bitte behutsam und unter Wahrung von Respekt und Augenhöhe. So kann zum Beispiel große Angst vor Schmerzen dazu führen, dass die betroffenen Extremitäten zu sehr geschont werden. Und das kann sich nachteilig auf den Heilungsverlauf auswirken. Damit befasse ich mich u. a. im Kapitel Compliance (Seite 71).

Ich wünsche mir Respekt

Also, lieber Therapeut, liebe Ärztin, lieber Arzthelfer, lieber Krankenpfleger, wenn Sie es mit mir zu tun haben, dann ziehen Sie bitte einfach in Betracht, dass ich womöglich seit Tagen kein Auge zugetan habe vor Schmerzen, dass ich verunsichert und voller Zukunftsängste bin, dass meine Haut extrem dünn ist und mein Nervenkostüm gerade nicht besonders stark. Schließen Sie nicht von meinem jetzigen Zustand auf meine Persönlichkeit, denn meine Welt steht gerade Kopf. Begegnen Sie mir weder mit Herablassung noch mit einer Ich-weiß-es-besser-Haltung. Begegnen Sie mir mit Respekt und auf Augenhöhe. Nehmen Sie mich ernst und hören Sie mir zu. Erklären Sie mir, auf welche Art und Weise Sie mir helfen möchten. Denn Ihre Hilfe brauche ich. Setzen Sie mir auseinander, was Sie vorschlagen oder tun möchten. Ziehen Sie mich auf Ihre Seite. Machen Sie mir das, was Sie vorhaben, plausibel. Sie müssen mich nicht mit Samthandschuhen anfassen, aber Sie sollten mich auch nicht von oben herab behandeln.

Corinna Körbler stellt fest: »Die meisten, die akut kommen, sind am Boden, man muss sie erst davon überzeugen, dass man ihnen helfen will und dass man nichts tut, ohne dass sie damit einverstanden sind. Aufklärung gehört da ganz stark dazu: reden, reden, reden. Es gibt Therapeuten, die das sehr gut können und anderen liegt das nicht so sehr.« Ich werfe das Stichwort »befähigen« ein. »Ja«, sagt Corinna Körbler, »durch Aufklärung, guten Informationsfluss, Kommunikation auf Augenhöhe. Das lässt sich auf jede Erkrankung übertragen … Wir haben den Erfahrungs- und Wissensvorsprung, und Patienten können das niemals so einschätzen wie wir. Eine gewisse Vertrauensbasis zwischen Arzt/Therapeut und Patient muss immer da sein. Ich habe die Erfahrung gemacht, wenn ich den Patienten erkläre, warum ich ihnen zu dieser oder jener Therapie raten würde, dann folgen sie dem in der Regel auch.«

Wenn Hand oder Fuß lahmgelegt werden

Warum macht uns ein CRPS so zu schaffen, abgesehen davon, dass es schmerzhaft ist und lange dauert? Was für eine Bedeutung haben Hand und Fuß für uns? Da die meisten CRPS-Erkrankungen die Hände betreffen (mehr als doppelt so häufig wie die Füße), will ich hier zunächst einmal ein bisschen darüber nachdenken, was die Hand für den Menschen bedeutet. Danach geht es um den Fuß. Mein CRPS betrifft die rechte Hand, auch deswegen wird es in diesem Buch vorrangig um das CRPS an den Händen gehen. Aber auch Betroffene mit einem CRPS am Fuß werden viele Informationen finden, denn Clara hat mir ausführlich von ihrem CRPS an den Füßen erzählt, und ihre Erfahrungen fließen an vielen Stellen in den Text ein.

Wenn Sie es eilig haben, können Sie diese Ausführungen überspringen und gleich zur Überschrift Wie wird ein CRPS diagnostiziert? (Seite 47) springen. Aber für mich persönlich war es gut, mir noch einmal bewusst zu machen, wie wichtig unsere Extremitäten sind und wie sie uns mit der Welt verbinden.

Unsere Hand – viel mehr als ein Greiforgan

Die Hand ist unser Greiforgan. Die Hand (der Finger) ist das Erste, was ein Neugeborenes in den Mund steckt. Mit der Hand er-fassen wir die Welt. Mit der Hand treten wir in Kontakt mit der Welt und mit anderen Menschen. Wir reichen einander die Hand, um Freundschaft zu signalisieren oder einen Handel abzuschließen. Der Handschlag ist eine Geste des Friedens: »Wer die Hand eines anderen nimmt, zeigt, dass er in seiner eigenen Hand keine Waffe trägt. Durch das Schütteln wird sichergestellt, dass das Gegenüber nichts in seinem Ärmel versteckt.«[41]

Was passiert, wenn ich es nicht mehr wage, jemandem die Hand zu geben, weil sie so berührungsempfindlich ist, dass ich vermutlich aufschreien würde vor Schmerz? Die Leute gucken komisch. Würde ich auch. Mia hat sich zeitweise ein Tuch um die Hand gewickelt, damit man von weitem sieht, diese Hand darf nicht angefasst werden.

Die Hand ist ein äußerst komplexes Organ. 27 Knochen, die mit 36 Gelenken miteinander verbundenen sind, das sind etwa ein Viertel aller Knochen des menschlichen Körpers. Ganz schön viele Knochen. Ganz schön viele Gelenke.

Ein großer Teil der über 30 Muskeln der Hand liegt im Unterarm, nur ihre Sehnen verlaufen in die Hand.[42] Umfassen Sie einmal mit der rechten Hand den linken Unterarm und bewegen Sie die Finger der linken Hand – spreizen sie, krümmen sie, einzeln und in Gruppen –, dann spüren Sie sehr genau, welche Muskeln dafür arbeiten müssen. In der Hand selbst liegen die kräftigen Muskeln des Daumens und kleinere Muskeln zwischen den Mittelhandknochen. 17.000 Fühlkörperchen und freie Nervenenden in der Handinnenfläche reagieren sehr fein auf alle Umweltreize, den leisesten Druck, die zartesten Bewegungen und Vibrationen. Hände können richtig zupacken – auch zuschlagen – und sind dank ausgeklügelter Feinmotorik die reinsten Präzisionswerkzeuge.

Was für eine Einschränkung es für einen Menschen bedeutet, wenn Tast- und Berührungssinn gestört sind, wenn Frottee sich wie Schmirgelpapier anfühlt und jeder Windhauch schmerzhaft ist, kann man erst so richtig nachvollziehen, wenn man begreift, wie wichtig die Hand für die Weltwahrnehmung ist.

Als ich mich auf die Suche nach Redewendungen und Sprüchen über Hände (und Füße) machte, hatte ich schnell über 20 Seiten gefüllt. Wir kommunizieren mit den Händen – indem wir die Welt berühren, aber auch mit Gesten, wenn uns die Worte fehlen oder um diese zu unterstreichen. Ein Händedruck verrät uns oft viel mehr über einen Menschen als seine Worte.

Was die Hand alles kann

Die Hand ist ein unglaublich vielseitiges physisches »Werkzeug«, das sich je nach Beanspruchung im Laufe des Lebens ganz unterschiedlich ausprägt: Wenn wir an eine Pianistin denken, haben wir lange, zartgliedrige Finger vor Augen, bei einem Bauarbeiter fallen uns die kräftigen, muskulösen, schwieligen Hände auf. Kraft und Schnelligkeit prägen sich durch den Gebrauch aus, dabei ist die Bandbreite erstaunlich groß. »Die Kraft, die nötig ist, um eine Klaviertaste niederzudrücken, beträgt weniger als ein zwanzigstel Kilogramm. Bei einer raschen musikalischen Passage liegt die Fingergeschwindigkeit bei ca. 20 Tasten pro Sekunde. Auf der anderen Seite können bei einem Kletterer bis zu 40 Sekunden lang 15 kg/cm^2 an den Gelenken zerren. Dies bedeutet eine Abweichung um einen Faktor 800 auf der Leistungsskala.«[43]

Die Hand als wichtiger Partner unseres Gehirns

Auch das Denken hat viel mit dem Greifen und Begreifen zu tun, mit der Hand. Ohne unsere ausgefeilten Greifwerkzeuge wären wir nicht die, die wir sind. »Vieles deutet darauf hin, dass die Entwicklung des Menschen nicht allein auf die Entwicklung des menschlichen Gehirns, sondern auf das Zusammenspiel zwischen Hand und Gehirn zurückzuführen ist, das auf dem Hintergrund der evolutionären Entwicklungen immer differenzierter, feiner und präziser wurde.«[44] Die Anthropologie konnte nachweisen, dass die Entwicklung der Hand zu dem komplexen Tast- und Greiforgan, das sie heute ist, wesentliche Voraussetzung für die Menschwerdung war. Das lässt sich auch an der Größe der entsprechenden Hirnareale ablesen. Sobald unsere Vorfahren den aufrechten Gang beherrschten, hatten sie die Arme frei, sodass sich die Hand zum perfekten Werkzeug entwickeln konnte. Entscheidenden Anteil daran hat der Daumen. Er ist im Verhältnis zu den übrigen Fingern relativ lang, stark und besonders beweglich, was uns den Präzisionsgriff ermöglicht. Und da er in Opposition zu den anderen Fingern steht, können wir mit der Faust auch kräftig zupacken. Feinmotorik und Tastempfinden perfektionierten sich auf dem Weg zum Homo sapiens, was zu einer entsprechenden Entwicklung der dazugehörigen Gehirnareale führte. »Evolutionsbiologen sehen in der neuronalen Komplexität der Handsteuerung die Voraussetzung für andere Höchstleistungen des Menschen, etwa der Sprache. Hand und Hirn entwickelten sich in gegenseitiger Abhängigkeit, die Hand wurde zum wichtigsten Partner des Hirns, das an Intelligenz zulegte.«[45]

Stricken tut beim CRPS gut

Spannend im Zusammenhang mit dem CRPS finde ich einen Beitrag über »Hand-Arbeit und Gehirnentwicklung« von Ernst-Michael Kranich.[46] Es geht darin vor allem um das Stricken. Und Stricken tut beim CRPS total gut. Irgendwann fand ich, ich sollte es versuchen, und habe mir sehr dicke Stricknadeln und schöne dicke Wolle besorgt und habe angefangen, Quadrate zu stricken. Anfangs mit den noch recht steifen Fingern wie ein Kind, das diese Technik gerade erst erlernt: Der Vorgang ist zunächst in winzige Schritte unterteilt, die sich irgendwann zu fließenden Bewegungen verbinden und dann ins Körpergedächtnis übergehen und blind ausgeführt werden können. Anfangs schaffte ich vielleicht fünf Maschen am Stück, bevor die Hand protestierte. Dann wurden es mehr; irgendwann waren es drei Reihen, dann zehn. Kranich schreibt, dass von den Bewegungen ein Einfluss auf das Gehirn ausgeht und »dass der Einfluss von Hand und Fingern auf das Gehirn äußerst dynamisch ist«.[47] Nun wissen wir inzwischen, dass ein CRPS zu Veränderungen im Gehirn führt. Womöglich trägt das Stricken ja dazu bei, die Verbindung von Bewegung und Denken, von Gehirn und Muskeln wieder herzustellen.

»Die positiven Auswirkungen von Stricken und anderen Handarbeiten sind an den Hirnaktivitäten nachweisbar. Im Kopf einer still vor sich hin strickenden Person ist nämlich viel los: Die rechte Gehirnhälfte, die vor allem für emotional-kreative Prozesse zuständig ist, ist ebenso aktiv wie die linke, die mehr für logische Prozesse zuständig ist. Aktiv sind auch die Hirnregionen für Aufmerksamkeit, Planung, sensorische Informationen, räumliche Orientierung, visuelle Informationen, das Speichern von Erinnerungen, das Sprachverstehen, das Entschlüsseln von Bedeutung und die Koordination von Bewegung. Zwischen all diesen Regionen verlaufen neuronale Verbindungen, die umso geschmeidiger bleiben, je mehr sie beansprucht werden«, schreibt Ebba Drolshagen, eine Übersetzerkollegin, in ihrem wunderbaren Buch über das Stricken.[48] Und weiter: »Tätigkeiten wie Stricken fördert die Vernetzung im Gehirn ... Stricken ist auch ein hervorragendes Training für Finger,

Hände und Unterarme, denn die Gelenke bleiben durch die ständige Bewegung geschmeidig.« Oder werden es wieder, möchte ich hinzufügen.

Gerade während ich das schreibe, flattert der wöchentliche Newsletter der amerikanischen Künstlerin Carla Sonheim in meinen Posteingang. Sie schreibt: »Weil das Wetter schlecht war, habe ich das Wochenende im Haus verbracht und herumgewerkelt … Das hat mich richtig glücklich gemacht! Ich möchte Sie heute ermutigen, etwas Kleines selbst herzustellen … ganz egal, was! Keine Ahnung, warum, aber es hilft gegen schlechte Stimmungen.«

Etwas mit den Händen zu schaffen, und sei es so »banal« wie eine kleine Collage oder ein paar gestrickte Maschen an einem Schal, hat tatsächlich das Potenzial, die Stimmung zu heben. Meine persönliche Erklärung dafür lautet, dass wir uns, wenn wir etwas mit den Händen tun, ins Verhältnis zur Welt setzen und uns mit ihr verbinden oder von ihr distanzieren, aber jedenfalls agieren. Wir schaffen etwas. Das Handeln entfaltet eine Wirkmacht, die das Selbstbewusstsein und die Stimmung hebt. Für mich ist klar: Solange ich etwas tun kann, geht's mir gut. Stillhalten ist nicht so meins.

Gedanken zu unseren Füßen

Unsere Füße haben wir meistens nicht so im Bewusstsein wie unsere Hände, denn wir haben sie nicht ständig vor Augen. Sie sind einfach weiter weg von unserem Hauptwahrnehmungszentrum, dem Kopf, und damit bei weitem nicht so präsent. Wir stehen – hoffentlich und am liebsten – mit beiden Füßen fest in der Welt. Das wird schwierig, wenn ein Fuß von einem CRPS betroffen ist. Mit den Füßen bewegen wir uns durch die Welt. Wenn wir einen guten Stand haben, sind wir geerdet. Ein guter Stand ist vielleicht auch die Voraussetzung für einen klaren Standpunkt. Mit den Füßen wagen wir neue Schritte. Die Füße erlauben uns, durch die Welt zu laufen, zu springen und zu tanzen. Mit ihnen betreten wir neues Terrain, durchwandern unbekannte Gegenden. Die Füße ermöglichen uns auch, in brenzligen Situationen wegzulaufen, die Flucht anzutreten. Und das ist schließlich einer unserer Urinstinkte. Es kann also auf einer sehr tiefen Ebene äußerst bedrohlich sein, wenn die Füße uns den Dienst versagen.

Ein CRPS am Fuß

Die allermeisten CRPS-Erkrankungen betreffen ja die Hand (auch nach Traumata in der Schulter, am Ellenbogen oder im Handgelenk), doch es kann auch die Füße betreffen. Und wenn, dann drohen eher

Langzeitverläufe über ein Jahr als beim CRPS an den oberen Extremitäten.[49]

Clara hat mir erzählt, wie sie das CRPS am Fuß erlebt hat. Nach einem ersten CRPS an der Hand flammte bei ihr zwei Jahre später – wenn auch schwach – ein CRPS wieder auf, als sie sich einen Zeh am rechten Fuß brach: »Ich konnte schlecht laufen und hatte auch die ganzen Symptome, aber nur an zwei Zehen. Aber die Schmerzen waren trotzdem sehr stark, dazu starke Ausstrahlungen ins Bein. In der Folge traten über mehrere Jahre starke Schmerzen an der Wade und im Oberschenkel auf. Aber es ging irgendwie.« Fünf Jahre nach der ersten CRPS-Erkrankung und drei Jahre nach der zweiten machte sie das CRPS ein drittes Mal durch; diesmal ausgelöst durch eine starke Prellung am linken Fuß. »Ich war schon sehr frustriert. Die Aussicht, das, was ich an der Hand hatte, jetzt am Fuß zu haben … Die Problematik ist, wenn ich ein bisschen gehe oder wenn ich länger darauf stehe, wird er ein heißer Klotz, wie ein Bock und heiß, das macht er immer noch, aber viel später und nicht mehr so intensiv wie am Anfang. Der Fuß hat ganz furchtbare Gefühle gemacht. Die Wahrnehmung des Fußes war unangenehm, er fühlte sich nicht mehr so an wie zuvor. Das war auch bitter, als es zum dritten Mal auftauchte. Andererseits kannte man das Ganze. Wenn ich die Hand nicht gekannt hätte, wäre ich noch hilfloser gewesen und hätte die komischen Wahrnehmungen auch nicht verstanden.«

Clara

Ich hatte schon dreimal ein CRPS

» *Zum ersten Mal vor acht Jahren an der Hand nach einer Karpaltunnel-OP, ein zweites Mal vor sechs Jahren am rechten Fuß, nachdem ich mir einen Zeh gebrochen hatte, mit starken Ausstrahlungen der Schmerzen in Wade und Oberschenkel über mehrere Jahre. Ich könnte die Nerven aufmalen, weil ich genau weiß, wo sie sind. Und ein drittes Mal vor knapp drei Jahren nach einer heftigen Prellung am linken Fuß. Jedes CRPS ist anders. Ich habe das Gefühl, es geht immer wieder von vorn los, und es manifestiert sich jedes Mal von Neuem in vielen verschiedenartigen und sehr starken Schmerzerfahrungen.*

Als enorme Einschränkung empfinde ich, dass ich mit jedem neuen CRPS immer bewegungsunsicherer wurde. Die alten Bewegungsautomatismen funktionieren nicht mehr. Die Füße gehorchen mir zeitweise einfach nicht, wenn ich mich nicht ganz auf die Bewegung konzentriere. Wenn man, zum Bei-

spiel beim Treppensteigen, jeden Schritt und jedes Greifen bewusst ansteuern muss, kostet das sehr viel Energie und ungeheuer viel Kraft. Bei meinem ersten CRPS an der Hand fühlte ich mich, als wäre ich nur noch Hand. Egal, was ich tat, mein Gehirn war nur noch Hand. CRPS nahm in allem, was mich als Mensch ausmacht, einen riesigen Raum ein.

Es war besonders bitter, als das CRPS zum dritten Mal losging, denn als der Fuß blau, heiß und schweißig wurde, wusste ich ja, was mir bevorstand. Da war ich schon sehr frustriert, dass es noch mal von vorn losgeht. Andererseits half mir mein Wissen auch, besser damit zurechtzukommen. Ein CRPS ist in sich nicht logisch, ist für andere überraschend, und dadurch wird es oft nicht geglaubt oder nicht ernst genommen.

Seit dem dritten CRPS fällt mir das Gehen ungeheuer schwer. Daher nutze ich bei Bedarf einen Rollstuhl, um weiter arbeiten und am Leben teilhaben zu können. Es tut dem Fuß gut, dass ich ihn nicht immer ans Limit bringe. Denn dann passiert es, dass der Fuß irgendwann signalisiert: Nichts geht mehr. Zum Beispiel beim Einkaufengehen. Dann denke ich manchmal: Wie soll ich es bloß bis zur Kasse schaffen? Das kann man schlecht erklären. Mein Körper wehrt sich mit allem, dass ich diesen Fuß noch einmal benutze. Das ist Sudeck. Dass es so intensiv ist. Trotz allem komme ich gut zurecht. Da, wo es möglich war, nutzte ich im dritten Jahr des CRPS am linken Fuß zur Fortbewegung ein Laufrad. Das habe ich mir bei meinem Enkelkind abgeschaut! So kann ich exakt dosieren, wie viel Gewicht ich auf den Fuß gebe. Das wäre im ersten Jahr dieses dritten CRPS wegen der starken Schmerzen beim Auftreten noch nicht gegangen. Und ich kann inzwischen sogar E-Bike fahren, was meine Lebensqualität natürlich enorm steigert.

Man muss sich unbedingt Räume suchen, die man trotz CRPS machen kann, um die Lebensqualität zu erhalten. Etwas, was Freude macht, dann wird nicht alles vom CRPS kaputtgemacht. «

Wie wird ein CRPS diagnostiziert?

Im Januar 2018 hat die Kommission Leitlinien der DGN unter der Federführung von Prof. Frank Birklein, Mainz, die schon mehrfach zitierten »Leitlinien zur Diagnostik und Therapie komplexer regionaler Schmerzsyndrome« veröffentlicht. In der »Begründung der Notwendigkeit der Leitlinien« stellte die Kommission fest: »Vor allem bei zu später Diagnostik, falscher Therapiewahl und fehlender Berücksichtigung komplizierender psychischer, aber auch physischer Faktoren kann das CRPS chronisch werden und dann schwere funktionelle Behinderung nach sich ziehen, was wiederum oft signifikante sozialmedizinische und versorgungsrechtliche Folgen hat.«[50]

Späte Diagnostik ist aber das, womit viele Betroffene es immer noch zu tun haben. Viel zu oft werden sie immer noch abgewimmelt, ihre Schmerzen und Missempfindungen werden kleingeredet, sie werden wieder weggeschickt nach dem Motto: »Das wird schon.« Aber mit jedem Tag, mit dem die Diagnose später gestellt wird, ist ein Tag für Therapie und Behandlung verloren, und der Mensch hat einen Tag unnötig gelitten. Jeder Tag zu spät ist einer zu viel.

Dabei hat Dr. Gaby Haitzer schon 2003 in der Zeitschrift MMW-Fortschritte in der Medizin auf die Frage, was man besser machen könne, u. a. formuliert: »Check nach 2, 4 und 6 Wochen im Anschluss an eine OP oder ein Trauma (Temperaturdifferenz, Schmerz, Ödem, Haut, Nägel).«[51] Wenn das tatsächlich routinemäßig geschehen würde, könnte vielen Betroffenen früher geholfen werden.

Klinische Diagnostik

Ein CRPS ist eine klinische Diagnose, das heißt, die Diagnose wird anhand der Symptome des Patienten und einfacher ärztlicher Untersuchungen gestellt. Laboruntersuchungen oder apparative Untersuchungen sind dafür im Grunde nicht notwendig. Die DGN-Leitlinien empfehlen: »Apparative Untersuchungen (Knochenszintigrafie, Temperaturmessung, Bestimmung einer Druckschmerzhyperalgesie über distalen Gelenken und nach Replikation der ersten Ergebnisse auch die Messung von Osteoprotegerin) können zur Bestätigung der klinischen Diagnose insbesondere bei zweifelhaften Fällen hinzugezogen werden. Sie sind aber aufgrund mittlerer Sensitivität (ca. 75 %) nicht geeignet, ein CRPS auszuschließen.«[52]

Ein CRPS ist eine Differenzialdiagnose: Das heißt, keine andere Diagnose darf die Symptome besser erklären. »Zu den Differenzialdiagnosen und damit auszuschließenden Ursachen zählen insbesondere Erkrankungen des rheumatischen Formenkreises, Entzündungen (erregerbedingte Arithriden, Infektio-

IASP-Diagnosekriterien (Budapest-Kriterien) für ein CRPS*

Es müssen alle Punkte 1 bis 4 erfüllt sein. Ein besonderes Augenmerk sollte immer auf Punkt 4 gelegt werden. Die Diagnose CRPS erfordert eine große Sorgfalt.

1. Anhaltender Schmerz, der durch das Anfangstrauma nicht mehr erklärt wird
2. Die Patienten müssen über jeweils mindestens 1 Symptom aus 3 der 4 folgenden Kategorien in der Anamnese berichten:
   a. Hyperalgesie (Überempfindlichkeit für Schmerzreize); »Hyperästhesie« (Überempfindlichkeit für Berührung, Allodynie)
   b. Asymmetrie der Hauttemperatur; Veränderung der Hautfarbe
   c. Asymmetrie des lokalen Schwitzens; Ödem
   d. Reduzierte Beweglichkeit, Dystonie, Tremor, »Paresen« (im Sinne von Schwäche); Veränderungen von Haar- oder Nagelwachstum
3. Bei den Patienten müssen jeweils mindestens 1 Symptom aus 2 der 4 folgenden Kategorien zum Zeitpunkt der Untersuchung vorliegen:
   a. Hyperalgesie auf spitze Reize (z.B. Zahnstocher); Allodynie; Schmerz bei Druck auf Gelenke/Knochen/Muskeln
   b. Asymmetrie der Hauttemperatur; Veränderung der Hautfarbe
   c. Asymmetrie des lokalen Schwitzens; Ödem
   d. Reduzierte Beweglichkeit, Dystonie, Tremor, „Paresen“ (im Sinne von Schwäche); Veränderungen von Haar- oder Nagelwachstum
4. Eine andere Erkrankung erklärt die Symptomatik nicht hinreichend.

* Frank Birklein u. a.: AWMF-Leitlinie »Diagnostik und Therapie komplexer regionaler Schmerzsyndrome (CRPS)«. In: Leitliniensammlung. Stuttgart: Thieme; 2021. https://eref.thieme.de/9GVMT (Zugriff 18.05.2021)

nen nach Knochenchirurgie, Neuritiden), thrombembolische Erkrankungen, Kompartmentsyndrome und (insbesondere beim CRPS 2) Nervenkompressionssyndrome.«[53]

Budapester Kriterien

Mit den 2014 formulierten Budapester Kriterien steht ein verlässliches Instrumentarium zur Diagnostik eines CRPS zur Verfügung. Die CRPS-Selbsthilfe Düsseldorf findet, dass das »sehr simple und gut anwendbare diagnostische Kriterien (sind), mit denen das CRPS recht sicher bestimmt werden kann«.[54]

CRPS-Klassifikation und -Verlauf

Man unterscheidet

- zwischen CRPS Typ 1 (ohne nachweisbare Nervenschädigungen)
- und CRPS Typ 2 (mit nachweisbarer Verletzung größerer peripherer Nerven)

sowie

- zwischen einem primär warmen CRPS
- und einem primär kalten CRPS.

Der Verlauf lässt sich ganz grob in drei Phasen unterscheiden

- Akutphase, bis zu 3 Monate,
- subakute Phase, bis 1 Jahr, und
- chronisches CRPS, > 1 Jahr.

Das Phasemodell kann nur als erste Orientierung dienen, denn *den* typischen CRPS-Verlauf gibt es nicht. So kann etwa das Entzündungsstadium (Phase 1) aufgrund von Überlastung oder neuerlichen Verletzungen auch später noch einmal wiederkehren.

Vielmehr geht es um unterschiedliche Ausprägungen, die unterschiedliche Behandlungsansätze erfordern: Bei akuten Entzündungsreaktionen mit Schwellung und Ruheschmerz »liegt der Schwerpunkt der Behandlung auf Schmerzlinderung und Entlastung«.[55] Bei bewegungsabhängigem Schmerz bei gestörter Funktion konzentriert sich die Behandlung auf »vorsichtige aktive Bewegungsübungen ohne großen Widerstand«, und bei hauptsächlich gestörter Funktion ohne wesentliche Schmerzen wird funktionell-rehabilitativ behandelt.[56]

»Sollte es zu komplizierten chronischen Verläufen kommen, hat das nach wie vor oft weitreichende Folgen für die Patienten mit chronischem Schmerz, Funktionsverlust und oft massiver Veränderung des sozialen Gefüges.«[57]

Leider vergehen oft immer noch viele Wochen, bis die Diagnose gestellt wird. Bei mir ging es relativ schnell, aber ich hatte auch lange gezögert, mit meinen »komischen« Symptomen zum Arzt zu gehen. Clara beschreibt es so: »Die ersten Wochen bis zur Diagnose ... Da heißt es dann schon mal: ›Na ja, so eine Narbe tut eben mal weh.‹ Es tut anders weh, es tut alles weh, und man wird zwei Mal nach Hause geschickt nach dem Motto: ›Na, Sie sind aber ein bisschen überempfindlich.‹ Die Zeit bis zur Diagnose ist furchtbar, weil es so intensiv ist und man sich fragt: Darf ich da noch mal hingehen, darf ich den noch mal belästigen … Als klar war, es ist etwas Besonderes, war das eine große Erleichterung. Die Diagnose ist wichtig, denn dann kann man auch etwas nachlesen, und das, was man empfindet, passt zu dem, wie es beschrieben wird.«

Als die Hand von Mia bei der Gipsabnahme seltsam wächsern und verfärbt aussah – Symptome, bei denen es im Hinterkopf von Ärzten und medizinischem Personal eigentlich leise anfangen müsste zu klingeln –, bekam sie Krankengymnastik und Lymphdrainage verordnet. Die Physiotherapeutin erklärte ihr, das käme vom Gips. »Sie müssen die Hand ordentlich bewegen, Fenster putzen«, war ihr Rat.

Und Sophie erzählt: »Der Orthopäde hat das nicht so ernst genommen, er wollte es auch nicht thematisieren, er wollte nicht, dass ich mich darüber informiere. Er hat gemeint, wenn Menschen so etwas hören, geraten sie in eine Verzweiflung hinein. Er wollte, dass sich alles normalisiert und dass ich mich einstelle auf die Normalität, aber das funktioniert ja nicht immer.« Als würde es Ihrem Willen unterliegen, ob sie ein CRPS bekommt oder nicht.

In einem Artikel über eine CRPS-Betroffene auf Welt.de aus dem Jahr 2007 finde ich sogar folgende Mutmaßung: »Viele Ärzte glauben auch an einen eigenen ›Kunstfehler‹ und überweisen deshalb nicht zu Kollegen.« Umso länger dauert es, bis eine Diagnose gestellt wird. Dabei brauchen Betroffene unbedingt Klarheit. Nur wer weiß, wie es steht, kann gute Entscheidungen treffen.

Mia

Als mir der Gips nach 4 Wochen abgenommen wurde, war das CRPS schon da

» *Ich war 57, als ich ein CRPS bekam. Es entwickelte sich, nachdem ich mir die Hand gebrochen hatte. Genauer gesagt, den fünften Mittelhandknochen der rechten Hand. Nach dem Bruch wurde meine Hand mit einer Cast-Schiene (eine Art Kunststoffgips) versorgt. Die sollte vier Wochen draufbleiben. Am Ende der dritten Woche traten Schmerzen auf, aber ich dachte, die eine Woche hältst du auch noch durch. Als mir die Schiene nach vier Wochen dann abgenommen wurde, sah die Haut darunter seltsam wächsern und verfärbt aus. Die Hand fühlte sich komisch an. Alle Finger waren geschwollen, die Hand war schweißig, klebrig und motorisch unruhig. Die behandelnde Physiotherapeutin riet mir, die Hand viel zu bewegen und bei der Hausarbeit kräftig einzusetzen. Doch es tat so weh, und es war im Grunde nicht mehr meine Hand.*

Ich ging zu meiner Hausärztin, die ein CRPS diagnostizierte. Ich suchte auch noch einmal meinen Handchirurg auf, der die Diagnose bestätigte. Er gab mir eine Überweisung zum Schmerztherapeuten und sagte, dass schnellstens etwas passieren müsse, »sonst versteift die ganze Hand«. Leider bekam ich auf die Schnelle keinen Termin, nicht einmal über den Terminservice der Kassenärztlichen Vereinigung. Zum Glück hatte sich meine Hausärztin auch schon über CRPS schlau gemacht und wusste, was zu tun war. Sie verordnete mir Pregabalin und eine zweimalige Kortisontherapie über je 5 Tage. Neben der Behandlung tat es mir auch gut, dass sich da jemand um mich kümmerte und sich Gedanken machte. Und vor allen Dingen, dass sie die Erkrankung ernst nahm. Ein CRPS ist ja nicht greifbar, auch für Außenstehende nicht. Jeder, der mich gesehen hat, meinte: ›Oh, du siehst aber gut aus. Du bist immer noch krank?‹ Ich habe dann versucht zu erklären, dass ich Nervenschmerzen in der Hand habe. Aber jemand, der es nicht gehabt hat, kann nicht nachvollziehen, was ein CRPS für Menschen, die es haben, bedeutet.

Der Schmerztherapeut, bei dem ich mehr als sechs Wochen nach der Gipsabnahme endlich einen Termin hatte, erhöhte lediglich die Pregabalin-Dosierung und schlug eine Skelett-Szintigrafie vor, um zu schauen, ob es wirklich ein CRPS sei. Da fühlte ich mich nicht gut aufgehoben. Doch über eine Freundin hatte ich von einer empfehlenswerten schmerztherapeutischen Praxis erfahren, bei der ich mich schon zwei Tage später vorstellen konnte. Dort bekam ich endlich die Hilfe, die ich wirklich brauchte. Denn ich hatte immer wieder eine extreme Berührungsempfindlichkeit – weshalb ich auch niemandem die Hand geben konnte – und sensorische Störungen. Nachts wurde die Hand oft sehr warm, sodass ich schlecht schlief. Selbst heute noch fängt die Hand an zu pieksen, wenn ich Stress habe. Dann kriege ich wieder ein komisches Gefühl in der Hand und sie versteift sich wieder leicht, auch in der Arbeit. «

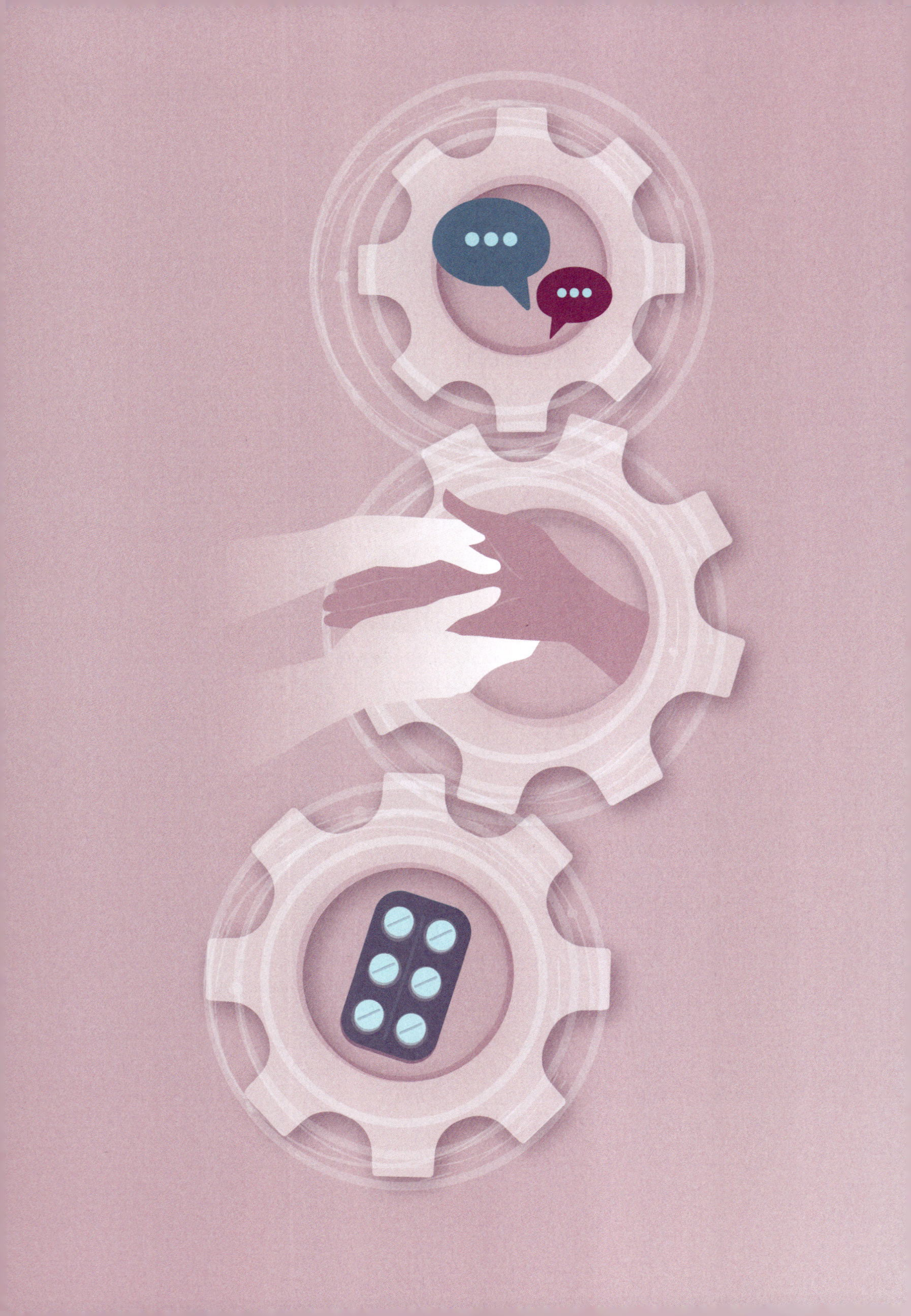

Wie wird ein CRPS *therapiert?*

Wie ist zu behandeln? Die Sicht darauf hat sich im Laufe der Zeit verändert. Manche neuen Ansätze wurden ausprobiert und modifiziert oder wieder verworfen.

Schmerztherapie

An erster Stelle steht die Linderung der Schmerzen. Neben Medikamenten zum Auftragen oder Einnehmen gibt es – wenn alles andere nicht hilft – auch invasive Verfahren.

Um ein CRPS erfolgreich zu behandeln, reicht die Schmerztherapie allein auf keinen Fall aus. Dafür braucht es ein multimodales Behandlungskonzept, das neben der Schmerztherapie (medikamentös und invasiv) auch rehabilitative Therapien (Physiotherapie, Ergotherapie und Lymphdrainage) vorsieht sowie nach Möglichkeit begleitende Psychotherapie. Letzteres nicht, weil ein CRPS eine »Psychoerkrankung« ist, sondern weil anhaltender Schmerz Menschen sehr zusetzen kann.

So unterschiedlich die Krankheitsverläufe sind, so individuell sollte auch die Therapie sein. Das ist die ganz große Herausforderung für Therapeutinnen und Betroffene. Im Großen und Ganzen ist heute eigentlich relativ klar, was zu tun ist, doch dieses Wissen ist leider noch lange nicht überall da angekommen, wo es sein sollte, sodass Betroffene einen harten Kampf kämpfen müssen, um ihren Weg hinaus aus Schmerzen, Missempfinden und motorischen Einschränkungen zu finden.

Für den Krankheitsverlauf – und den Ausgang der Geschichte – ist es enorm wichtig, ein CRPS so früh wie möglich zu diagnostizieren und mit der Therapie zu beginnen. Denn so ungewiss und unklar, auch beängstigend, die Prognose ist, in einem Punkt sind sich doch alle einig: Je früher ein CRPS diagnostiziert und therapiert wird, desto größer ist die Chance auf Heilung oder zumindest auf weitgehende Wiedererlangung der Funktion.

Schmerzsalben

Der Chirurg, bei dem ich nach der OP in Nachbetreuung war, hat das CRPS sehr schnell diagnostiziert. Quasi mit einem Blick. Er hat gleich DMSO-Salbe, Kortison und Ibuprofen verordnet. Die DMSO-Salbe[58] gibt es nicht als Fertigarznei, sie muss in der Apotheke frisch angerührt werden, und das war beim ersten Mal unerträglich kompliziert. Ein Freund hatte mich an diesem Tag zu Hause abgeholt und zum Arzt gefahren, weil die Hand immer heißer, voluminöser und schmerzhafter wurde. Als wir mit dem Rezept in der Apotheke standen, hieß es: Nein, die Kollegin, die die Salben anrührt, sei in der Mittagspause. Nein, die Salbe am späten Nachmittag oder Abend bei mir zu Hause vorbeibringen, das ginge nicht, denn der Fahrer sei krank. Nein, man könne auch nicht garantieren, dass man sie am nächsten Nachmittag oder Abend bringen könne, denn man wisse nicht, ob er dann wieder im Dienst sei. Noch zwei Tage ohne Schmerzsalbe? In dem Moment habe ich mich sehr, sehr hilflos gefühlt.

Kortison sollte ich, wenn ich mich recht erinnere, für 6 oder 7 Tage nehmen und dann wieder ausschleichen. Die Schmerztabletten halfen ohnehin nicht und schlugen mir nur auf den Magen, also habe ich sie relativ schnell wieder abgesetzt.

DMSO und Ambroxol-Creme

Zur topischen Therapie (Lokaltherapie, also da, wo es schmerzt) werden Schmerzsalben eingesetzt: DMSO (Dimethyl-Sulfoxid) wirkt entzündungshemmend, schmerzlindernd, abschwellend und entwässernd. Da es in der Lage ist, die Zellmembran zu überwinden und freie Radikale zu binden, wirkt es auf das Muskelgewebe antioxidativ. Die DMSO-Creme aus 50 % DMSO und 50 % Basiscreme wird 4–7 Mal am Tag auf die erkrankte Extremität bzw. die schmerzenden Gliedmaßen aufgetragen. Manchen Betroffenen hilft auch Ambroxol-haltige Creme – 20 % Ambroxol, 10 % DMSO, 70 % Basiscreme –, die die lokalanästhetischen Eigenschaften von Ambroxol therapeutisch nutzt. Es kann sinnvoll sein, beides auszuprobieren und zu schauen, mit welcher Creme man die individuell größere Schmerzlinderung erzielt. Bei mir war es deutlich die DMSO-Creme, bei anderen wirkt Ambroxol besser.

Schmerzmedikamente

Da CRPS-Schmerzen hauptsächlich Nervenschmerzen sind, kommen entsprechend nervenschmerzwirksame Antiepileptika und Antidepressiva sowie Opioide zum Einsatz.

Antidepressiva: Antidepressiva werden bei chronischen Schmerzen als Koanalgetika eingesetzt. Bewährt haben sich Amitriptylin und Trimipramin, dessen maximale Wirkung jedoch wohl meist erst nach 6 bis 8 Wochen einsetzt.[59] Als Nebenwirkungen können Schwindel, Mundtrockenheit und Müdigkeit auftreten.

Antiepileptika: Gabapentin und Pregabalin zählen zu den Antilepileptika/Antikonvulsiva, die bei neuropathischen Schmerzen eingesetzt werden. Benommenheit, Schläfrigkeit und Kopfschmerzen werden als häufigste potenzielle Nebenwirkungen genannt.

Opioide: Wenn sich Nervenschmerzen durch andere Medikamente nicht ausreichend behandeln lassen, »können mittelstark oder stark wirksame Schmerzmittel aus der Gruppe der Opioide zum Einsatz kommen«, erklärt die Deutsche Schmerzgesellschaft auf ihrer Webseite. Sie wirken »sowohl bei Gewebeschmerzen wie auch bei Nervenschmerzen«, denn sie »hemmen zentral in Rückenmark und Gehirn die Verarbeitung und Weiterleitung von Schmerzimpulsen«.[60]

Bei chronischen Schmerzen wirken Opioide oft nur über einen Zeitraum von drei Monaten. Und Christian Maihöfner und Frank Birklein halten in einem Übersichtsartikel (aus dem Jahr 2007) zu Pathophysiologie und Therapie vom CRPS fest: »Wichtig ist eine suffiziente Dosierung und Therapiekontrolle. Bei unzureichender Wirkung sollten Opioide aufgrund ihres Abhängigkeitspotenzials wieder abgesetzt werden.«[61]

Schmerzpflaster (Lidocain/Capsaicin)

Darüber informiert sehr ausführlich und verständlich die Webseite der Schmerzgesellschaft: »Es gibt auch die Möglichkeit, einige Formen von Nervenschmerzen mit örtlicher und oberflächlicher Behandlung am Schmerzort zu therapieren. Die Medikamente werden dann in Form eines Pflasters oder als Creme auf die Haut aufgebracht, um bestimmte Bestandteile der Nervenzelloberfläche zu beeinflussen und die Schmerzentstehung oder -weiterleitung zu verhindern. Hierzu zählt das Medikament Lidocain, ein örtliches Betäubungsmittel – wie es auch der Zahnarzt in einer Spritze zur Betäubung verwendet. Ein andersartiges Pflaster enthält den Wirkstoff Capsaicin. Der Wirkstoff Capsaicin wird aus der Chilischote gewonnen und ist für die Schärfe mancher Speisen verantwortlich. Capsaicin kann nach Pflasterbehandlung auf der Haut dazu führen, dass sich geschädigte Nervenfasern aus der betroffenen Haut zurückziehen und damit die Nervenschmerzen in diesem Bereich für 2–3 Monate verschwinden. Danach wachsen die Nervenfasern wieder nach. Bei Wiederauftreten der Schmerzen kann dann erneut ein Capsaicin-Pflaster geklebt werden.«[62]

Der Einsatz von Capsaicin bei CRPS wird kontrovers diskutiert. Manche Patienten vertragen es nicht, denn Hand oder Fuß sind ohnehin schon heiß oder zumindest warm und geschwollen, da kann es sich unangenehm anfühlen. Aber es ist eine Option, die man als Betroffene kennen sollte.

Weitere Medikamente

Glukokortikoide: Kortison (Prednisolon [z.B. Decortin] 100 mg für 4 Tage, dann langsam ausschleichen; mir hatte der Chirurg Dexamethason 8 mg verordnet) hemmt Entzündungen, unterdrückt die Reaktionen des Immunsystems und beeinflusst den Stoffwechsel. Es blockiert die Freisetzung von Histamin und wirkt dadurch abschwellend. Systemisch verabreichtes Kortison sollte jedoch nur über einen begrenzten Zeitraum eingesetzt werden, denn es hat beträchtliche Nebenwirkungen (so können sich etwa Haut- und Fettgewebe auflösen und Knorpel zerstört werden, es lässt den Blutzuckerspiegel ansteigen und führt zu Kalziumabbau in den Knochen); aber bei ausgeprägtem Ödem und Überwärmung der betroffenen Extremität zeigt es gute Wirkung.

Bisphosphonate: Auch Bisphosphonate tauchen gelegentlich auf der Therapie-Liste für ein CRPS auf (etwa in den DGN-Leitlinien), doch aufgrund der starken Nebenwirkungen, besonders Kiefernekrose, setzt mein Schmerztherapeut sie zum Beispiel gar nicht ein.

Ketamin kann nur stationär über Dauerinfusionen verabreicht werden. Es hat zentralnervöse Nebenwirkungen, sodass eine zentralnervöse Dämpfung notwendig ist. Es besteht Missbrauchsgefahr[63] und es können psychotrope Effekte (Pseudohalluzinationen, unangenehme Träume)[64] und Übelkeit auftreten.

Invasive Verfahren

»Invasiv« sind in Diagnostik und Therapie Maßnahmen, die in den Körper eindringen und seine Integrität verletzen, bei denen also Gewebe verletzt wird. Invasive Therapieverfahren sind beim CRPS nicht die erste Wahl, sondern sollten erst in Erwägung gezogen werden, nachdem alle konservativen Therapiemaßnahmen ausgeschöpft wurden.

Der Ansatz für diese Verfahren ist die Tatsache, dass das vegetative Nervensystem bei chronischen Schmerzzuständen eine wichtige Rolle spielt. »Unabhängig von der ursprünglichen Erkrankung kann eine krankhafte Überaktivität des sogenannten sympathischen Anteils dieses vegetativen Nervensystems für das Weiterbestehen bzw. die zunehmende Ausbreitung der Schmerzen verantwortlich sein.«[65]

Das Ganglion stellatum ist der größte sympathische Nervenknoten des vegetativen Nervensystems im Halsbereich. Er »liegt neben der Halswirbelsäule (etwa auf Höhe des Kehlkopfes) und versorgt das Gesicht, den Arm sowie den oberen Teil des Brustkorbes ... mit eben diesen sympathischen Nerven«.[66]

Es geht bei beiden Verfahren darum, diese »krankhafte Überaktivität« auszubremsen. Der Unterschied zwischen den beiden Verfahren ist der, dass bei der Blockade ein Lokalanästhetikum gespritzt wird und bei der GLOA ein Opioid.

Sympathikusblockade

Bei der Sympathikusblockade (auch Stellatumblockade oder Grenzstrangblockade genannt) wird, unter Überwachung der Körperfunktionen, mittels einer dünnen Hohlnadel in die unmittelbare Umgebung des Ganglion stellatum ein Lokalanästhetikum und unter Umständen zusätzlich noch ein stark wirkendes Schmerzmittel gespritzt. Die Nerven des Ganglion stellatum werden dadurch betäubt und ausgeschaltet. Durch die Unterbrechung der Schmerzleitung der sympathischen Nervenfasern/schmerzleitender Impulse wird eine Verringerung der Schmerzen erreicht sowie eine Förderung der Durchblutung. Sie kann die vermehrten Reize löschen und damit die Schmerzen in der Region reduzieren.

Die Wirkdauer beträgt etwa 6–12 Stunden. Bei chronischen Schmerzzuständen können die Injektionen je nach Schmerzintensität im Abstand von 1–2 Tagen oder einmal wöchentlich wiederholt werden. Insgesamt ca. 10–15 Injektionen machen einen Behandlungszyklus aus.

Durch die Lahmlegung der entsprechenden sympathischen Nerven soll erreicht werden, dass die Hand wieder bewegt werden kann. Dieser Eingriff wirkt jedoch nicht bei allen Patienten. Und es ist eine invasive Therapie, für die es, wie in den DGN-Leitlinien für Diagnostik und Therapie des CRPS formuliert wird, »nach wie vor keine Evidenz zur Wirksamkeit gibt«.[67]

Zudem ist der Eingriff komplikationsreich, und da die Gefahr einer lebensgefährlichen Stimmband- oder Atemlähmung besteht, wird das Verfahren immer nur auf einer Seite durchgeführt. Nach der Behandlung müssen Herz-Kreislauf-System und neurologischer Status streng überwacht werden, um potenzielle Komplikationen frühzeitig zu erkennen. »Beispielsweise kann es im Fall einer Blockade des Sympathikus im Brustbereich (transthorakale Sympathektomie) bei Verletzung des Ganglion stellatum zu einer einseitigen Störung der Gesichtsmimik mit hängendem Augenlid kommen (Horner-Syndrom). Ebenso besteht ein geringes Risiko einer Stimmbandlähmung ... Bei der chemischen Blockade des Sympathikus durch Lokalanästhetika besteht einerseits das übliche Risiko der Verletzung der Vene oder auch arterieller Gefäße und ein geringes Infektionsrisiko. Nach Aufhebung der Venenblockade kann das Anästhetikum bei vorliegender Unverträglichkeit zu allergischen Reaktionen führen.«[68]

Ganglionäre lokale Opioid-Applikation (GLOA)

Bei der ganglionären lokalen Opioid-Applikation (GLOA) wird in die Nähe des Ganglion stellatum ein Opioid injiziert (0,03 mg Buprenorphin). Die dort liegenden Opioidrezeptoren beeinflussen den Symphatikus positiv, sodass die Schmerzen in vielen Fällen rasch gelindert werden können.

Als Mia in die schmerztherapeutische Praxis kam, war sie über Wochen mit starken Schmerzen und einer geschwollenen, fast vollständig unbeweglichen Hand herumgelaufen. So schlug man ihr vor, es mit einer GLOA zu versuchen. »Also, als ich die allererste Spritze bekam, habe ich gleich danach gemerkt: Oh, das wird ... es gibt eine Erleichterung in dieser Hand. Ich konnte die Finger schon ein kleines bisschen mehr bewegen. Das war richtig toll.« Die Wirkung hielt die erste Zeit etwa eine Woche an, sodass die Spritzen zunächst wöchentlich, dann alle zwei Wochen und später in immer größeren Abständen wiederholt wurden. Manchmal ist die Wirkdauer auch länger, etwa drei bis vier Wochen, und zuweilen ist sie auch von Dauer, sodass Wiederholungen gar nicht notwendig sind. Mia ist froh, sich dafür entschieden zu haben: »Ich glaube, für mich war diese Wahl auch sehr gut, weil ich ja Medikamente ablehne. Und dadurch, dass das eingespritzt wurde ... hatte ich nicht das Gefühl, ich müsse jetzt jeden Tag irgendwie dicke Tabletten nehmen. Der Magen wird nicht beeinträchtigt, wenn man keine Tabletten nimmt. Also, für mich war das wirklich sehr gut.«

Die GLOA weist im Vergleich zur Stellatumblockade eine geringe Komplikationsrate auf. Durch eine irrtümlich rückenmarksnahe Injektion kann es bei der Stellatumblockade zu vorübergehender Lähmung (der Patient ist wach, aber ab der Halswirbelsäule gelähmt) oder Herzrhythmusstörungen kommen. »Das kann beim Opioid nicht passieren.«[69]

Rückenmarkstimulation

Erst wenn einfachere, nicht-invasive Behandlungsmethoden bei chronischen Schmerzen auf Dauer keine Schmerzlinderung gebracht haben, kommt die Rückenmarksstimulation (oder Spinal-

Cord-Stimulation) zum Einsatz. Sie »lindert Schmerzen über eine elektrische Aktivierung schmerzhemmender Neuronen im Hinterhorn. Dadurch wird ein die Schmerzempfindung überlagerndes Kribbelgefühl (Parästhesie) hervorgerufen.«[70] Das Hinterhorn ist »im Querschnitt des Rückenmarks der hintere Anteil der grauen Substanz, der überwiegend im Dienste der Verarbeitung von sensiblen Impulsen steht.«[71] Der Wirkmechanismus ist, wie es scheint, komplex und noch nicht vollständig geklärt. Aber »bei chronischen Schmerzen existiert eine Überaktivität in der Schmerzwahrnehmung, die sich unterbinden lässt, indem die sensiblen Fasern durch die niederfrequente Stimulation überaktiviert werden. Dadurch werden inhibitorische Interneurone aktiviert, welche spezielle schmerzleitende Neurone (WDR-Neurone) inaktivieren und so die Schmerzweiterleitung zum Gehirn reduzieren.«[72] In dem sonst schmerzhaften Areal empfinden die Patienten ein Kribbeln, welches das Schmerzempfinden überlagert. Ein zweites Verfahren nutzt hochfrequente Stimulation, »was zu einer Reduktion der Aktivität der WDR-Neurone führt. Dies bewirkt eine direkte Schmerzreduktion ohne Auslösung von Parästhesien. Da die parästhesiefreie Stimulation auch nachts möglich ist, kann sich die Schlafqualität deutlich verbessern.«[73]

Zunächst gibt es bei beiden Verfahren eine Testphase, für die Elektroden implantiert werden, in der geschaut wird, ob der Patient auf die Stimulation anspricht. Falls das so ist, wird der Impulsgeber im seitlichen oder unteren Bauchraum implantiert.

Wann ist Neurostimulation wirklich angezeigt? Laut meinem Schmerztherapeuten sollte diese erst dann in Erwägung gezogen werden, wenn alles andere keinerlei Wirkung gezeigt hat. Immerhin hat man dabei einen Fremdkörper im eigenen Körper: Kabel, die brechen können, Elektroden, die dislozieren (verrutschen oder sich verschieben) können. Es besteht ein gewisses Infektionsrisiko (wenn man irgendwo einen Infekt hat, gehen bestimmte Bakterien auch gern auf kunststoffbeschichtete Oberflächen, selbst wenn die Infektion ganz woanders ist). Nach maximal 5 Jahren müssen Sensoren und Impulsgeber ausgetauscht werden.

Intrathekale Baclofen-Therapie

Der Wirkstoff Baclofen gehört zu den zentral wirksamen Muskelrelaxanzien. Es kommt zu einer Dämpfung der Erregungsübertragung, was eine Abnahme des spastischen Muskeltonus bewirkt, sodass es zu einer Erschlaffung der betroffenen Muskulatur kommt. Der Wirkstoff wird über eine in den Körper des Patienten implantierte Medikamentenpumpe kontinuierlich in den Liquorraum (den das Gehirn und das Rückenmark umgebenden, mit Flüssigkeit gefüllten Hohlraum) injiziert. Er wird also direkt da eingebracht, wo er wirken soll, und ist so schon in geringer Dosierung wirksam. Dadurch können Arzneimittelnebenwirkungen vermindert werden. »In mehreren kleinen Fallserien konnte gezeigt werden, dass die intrathekale Gabe von Baclofen zum einen die Dystonie und zum anderen auch die Schmerzhaftigkeit des CRPS positiv beeinflussen kann ..., wobei hohe Komplikationsraten zu beachten sind.«[74]

TENS

Die transkutane elektrische Nervenstimulation (TENS) bekämpft Schmerzen mit Strom. Dabei werden mittels Hautelektroden elektrische Impulse als konstante oder unterbrochene Impulsfolgen auf Körperteile übertragen, die Einfluss auf die schmerzleitenden Nervenfasern nehmen. Der Reizstrom blockiert die Erregungsleitung der Nervenfasern, sodass sie den Schmerz nicht weiterleiten können. Man spürt den Strom in der Regel als leichtes Kribbeln.

Ich kannte TENS von einer Schulter-Arm-Problematik und habe so ein kleines Gerät zu Hause. Im Akutstadium wurde mir davon abgeraten, daher habe ich persönlich es beim CRPS nicht ausprobiert. Auch Corinna Körbler meint, man sollte mit TENS nicht direkt an der betroffenen Extremität arbeiteten. Sie rät zur Vorsicht und meint, Versuche, die schiefgehen, schadeten eher. Doch im Thoraxbereich (Brustkorb) könne man auch im akuten Stadium mit TENS arbeiten. »Über eine Beeinflussung der vegetativen Nervenkerne, die im Bereich der Brustwirbelsäule austreten, kann man einen Effekt erreichen ... In einem späteren Stadium, wenn der Patient auch wieder positive Erfahrungen gemacht hat, kann man schauen, was es an der Extremität bringt«, sagte Corinna Körbler.

Allerdings empfinden nicht alle CRPS-Patientinnen die TENS-Anwendung als angenehm. Dabei mag auch das Stadium der Erkrankung eine Rolle spielen. Sollten Sie es anfangs als unangenehm empfinden, können Sie es eine Zeitlang später durchaus noch einmal versuchen.

Vitamin C zur CRPS-Vorbeugung

Die prophylaktische Wirkung von Vitamin C auf das Auftreten eines CRPS nach Handfraktur ist durch eine Studie belegt. Wenn es also nach dem Trauma zu einer geplanten OP kommt, um einen Bruch mittels einer Platte zu stabilisieren (wie es bei mir der Fall war), kann es sinnvoll sein, bis zur OP und unter Umständen auch noch ein paar Wochen darüber hinaus 1000 mg Vitamin C pro Tag einzunehmen. So habe ich es auch später bei der Materialentfernung (also, als die Platte operativ aus dem Handgelenk entfernt wurde) gemacht.

Rehabilitative Therapien

Die betroffene Hand/den betroffenen Fuß wieder – möglichst schmerzfrei – bewegen können, sich Fähigkeiten und das Leben zurückerobern, darum geht es jetzt.

Ich habe schon mehrfach erwähnt, dass beim CRPS möglichst frühzeitig mit der Therapie begonnen werden sollte. Eine zu spät begonnene Therapie kann zu irreversiblen Störungen der Motorik und der Gelenke führen. Und die Therapie sollte an mehreren Stellen der Erkrankung ansetzen: Die zweite Säule der Therapie neben der Schmerztherapie ist die Handtherapie – also Physiotherapie, Ergotherapie und Lymphdrainage, die man auch unter dem Begriff »rehabilitative Therapien« zusammenfassen kann.

So weit, so gut. Das Problem in der realen Welt ist, dass man, wenn man eine ärztliche Verordnung in Händen hält, sich erst einmal auf die Suche nach einem Therapeuten machen muss. Gerade am Anfang, frisch nach dem Unfall (genauer gesagt nach dem Fädenziehen), war es schwierig, einen Therapeuten zu finden, denn über Wochen durfte ich ja nicht Auto fahren. Hätte ich auch nicht gekonnt. Also machte ich mich auf die Suche nach einer Therapeutin, die Hausbesuche macht. Das ist gar nicht so einfach auf dem Land, wo alle weit auseinander wohnen und die Wege weit sind. Was die Therapeuten für die Fahrtkosten bekommen ist nicht gerade üppig. Sie verdienen ohnehin schon nicht viel, aber sie verdienen erst recht nicht angemessen, wenn sie auch noch weite Wege auf sich nehmen. Doch ich habe von mehreren Seiten gehört, dass es in der Stadt auch nicht einfacher ist: mehr Menschen, vermeintlich kürzere Wege, mehr Therapeuten, aber auch nicht genug für alle.

Beim CRPS sollte die betroffene Hand oder der betroffenen Fuß auf keinen Fall nur geschont werden. Die betroffenen Extremitäten müssen unbedingt bewegt bzw. wieder in Bewegung gebracht werden, auch dann, wenn die Schmerzen unerträglich sind. Wir müssen uns behutsam an die Schmerzgrenze herantasten und diese immer mehr erweitern. Als CRPS-Patientinnen müssen wir mitarbeiten, wir müssen richtig rackern, wir müssen uns kümmern, wir müssen etwas tun. Im weitesten Sinne müssen wir uns jetzt sehr gut um uns selbst kümmern. Nicht, indem wir uns schonen und verhätscheln, Pralinen futtern und uns häuslich vor dem Fernseher einrichten, sondern, indem wir aktiv werden. Indem wir uns bewegen.

Ergotherapie, Physiotherapie und Lymphdrainage sind die wichtigsten Therapien, die uns helfen, wieder beweglich(er) zu werden. Damit wir aktiv werden können, müssen wir verstehen, wie eine Therapie wirkt und was wir dazu beitragen können. Die Therapeutinnen sollten uns ausführlich erklären, was zu welchem Zweck gemacht werden soll, sollten uns also umfassend über Ziel, Wirkweise und Weg der vorgeschlagenen Therapien informieren. Wer will denn auch von gestandenen Erwachsenen verlangen, etwas zu tun, was womöglich wehtut, wenn er ihnen nicht erklären kann, wozu es gut sein soll?

Lymphdrainage: den Druck rausnehmen

Das Lymphsystem ist hochinteressant. Schaut man sich eine schematische Darstellung an, sieht man, dass die Lymphbahnen sich ähnlich der Blutgefäße durch den ganzen Körper schlängeln. Die Bahnen der Extremitäten laufen an den Achsellymphknoten und an den Leistenlymphknoten zusammen. Weitere Lymphknoten liegen links und rechts am Hals (Halslymphknoten).

»Die Lymphorgane wie Thymus, Milz oder die Mandeln produzieren sogenannte Lymphozyten, körpereigene Abwehrmechanismen gegen Krankheitserreger. Zusammen mit Stoffwechselabfallprodukten, Bakterien, Keimen und anderen schädlichen Fremdkörpern werden die Lymphozyten zu den Lymphknoten weitergeleitet. Hier filtern die Knotenpunkte gezielt krankmachende Bestandteile aus der Flüssigkeit heraus. Der Transport der Lymphozyten findet sowohl passiv als auch aktiv statt.«[75]

Das heißt, der Lymphe kommt eine zentrale Rolle im Immunsystem zu, und wenn man sich dann in Erinnerung ruft, dass ein CRPS eine entgleiste Entzündungsreaktion ist, dann ist klar, warum Lymphdrainage so nützlich und sinnvoll ist. Denn eine Entzündung ist ursprünglich ja eine Heilreaktion: »Bei Entzündungen handelt es sich um gesteuerte Reaktionen des Organismus auf äußere oder innerlich ausgelöste Entzündungsreize mit dem Zweck, diese zu beseitigen oder zu inaktivieren und Gewebsschädigungen zu reparieren. Die Steuerung von Entzündungen erfolgt durch das Bindegewebe, die Blutgefäße und das Immunsystem.«[76] Mit der Lymphdrainage unterstützen wir diese Funktion.

Die Lymphdrainage – oder Entstauungstherapie – trägt dazu bei, die Ödeme, also Schwellungen durch Wassereinlagerungen, im Gewebe zu reduzieren, die sich beim CRPS an Hand/Arm oder Fuß/Bein bilden. Die meisten Lymphgefäße liegen dicht unter der Haut und sind mit sanft kreisender Massage der Haut gut zu erreichen. Durch rhythmisch kreisende und pumpende Bewegungen wird der Lymphfluss angeregt und die Stauungen der Lymphflüssigkeit im Gewebe werden aufgelöst. Die Berührungen sind dabei recht sanft, denn sie müssen ja nur die oberen Hautschichten erreichen und nicht, wie bei der Massage, die darunterliegenden Muskeln. Sofern es möglich ist, die betroffene Extremität anzufassen und direkt zu therapieren, ist das die beste Option. Ist das nicht möglich, kann man die Lymphknoten am Hals und unter den Achseln bzw. in der Leiste aktivieren. Dadurch entsteht ein Sog, der die Lymphe in Fluss bringt. Die Behandlung sollte 30 Minuten dauern und in der akuten Phase am besten täglich wiederholt werden. Ich bin zunächst zweimal die Woche zur Lymphdrainage gegangen und irgendwann dann nur noch einmal die Woche. Es hat immer gut getan, hat im wahrsten Sinne des Wortes den Druck rausgenommen. Aufgehört habe ich damit im Sommer 2020 und zwar nur, weil ich das Gefühl hatte, die Termine außer Haus zerfusseln mir zu sehr den Tag. Da hatte ich aber längst schon wieder angefangen zu arbeiten.

Wozu dienen Physiotherapie und Ergotherapie?

Warum Physio- und Ergotherapie so wichtig sind und warum sie funktionieren, erklärt sich unter anderem auch durch die Veränderungen des Gehirns beim CRPS. Auf der Webseite der CRPS-Selbsthilfegruppe Düsseldorf finde ich dazu einen spannenden Artikel: »Mittels MRT-Aufnahmen konnte vor einiger Zeit eine Störung des Körperschemas nachgewiesen werden: Bei Patienten mit CRPS an der Hand sind die Repräsentationsareale für den kleinen Finger und den Daumen im motorischen Kortex so nahe aneinandergerückt, dass sie fast überlappen. Die daraus resultierende gestörte neuromuskuläre Ansteuerung erklärt, warum diese Patienten ihre Finger nicht mehr richtig koordinieren können.«[77] Das könnte auch der Grund dafür sein, warum etliche CRPS-Betroffene das Gefühl haben, ihre Hand oder ihr Fuß gehört nicht mehr zu ihnen. Die Leitlinien tragen der Tatsache Rechnung, dass in der akuten Phase eines CRPS peripher-entzündliche Vorgänge vorherrschen, dass jedoch im weiteren Verlauf der Erkrankung (Chronifizierung) im zentralen Nervensystem immer mehr neuroplastische Veränderungen festzustellen sind. Diese Erkenntnisse sollten in der Therapieplanung unbedingt Berücksichtigung finden.

Physio- und Ergotherapie sollten also darauf abzielen, die Verbindung von Hand bzw. Fuß und Gehirn wieder herzustellen, die »Entfremdung« von den Gliedmaßen wieder aufzuheben, die betroffenen Extremitäten wieder in das Körperschema zu integrieren.

»An die eigentliche potentielle Quelle der Erkrankung, die zentrale Dysorganisation kommen sie (Medikamente) nicht heran. Das gelinge nur über Physio- und Ergotherapie. Es sind funktionelle Therapieansätze, die eine Neuorganisation der Neuromatrix im Gehirn und damit eine ungestörte Kommunikation innerhalb der verschiedenen Gehirnregionen und zwischen Gehirn und Peripherie zum Ziel haben.«[78]

Denn es ist nicht schön, wenn einem alles aus der Hand fällt. Und die Konzentration aufzubringen, bei jedem Zugreifen ganz bewusst darauf zu achten, dass man auch fest genug zupackt, ist unglaublich anstrengend. Ein CRPS ist auch äußerst kraftraubend.

Physio- und Ergotherapie sollen helfen, die Gliedmaßen in Bewegung zu halten oder wieder in Bewegung zu bringen. Doch beide Therapien sind, was Methoden und Herangehensweisen angeht, ein weites Feld, und sie beinhalten eine breite Palette von Anwendungen, von denen manche beim CRPS besser geeignet sind und andere weniger. Von denen aber auch nicht alle für alle Patientinnen gut sind. Für die eine ist das eine gut, für die andere etwas anderes. Da muss man sich herantasten. Und das erfordert auch auf Seiten der Therapeuten große Flexibilität.

»Man braucht jemanden, der sich auskennt, weil ein CRPS zu unverständlich ist«, sagt Clara im Gespräch. Als Betroffene bin ich einfach darauf angewiesen, dass die Therapeutin weiß, was sie tut.

Physiotherapie: Selbstständigkeit erhalten

Physiotherapie hat zum Ziel, durch aktives Bewegen die eingeschränkte Funktion wiederherzustellen, die Muskeln zu kräftigen, die Koordination zu verbessern und Sensibilitätsstörungen zu beseitigen. Am Ende geht es darum, die Selbstständigkeit der Betroffenen zu erhalten. Auch wenn die Betonung auf der Bewegung in die eingeschränkte Bewegungsrichtung liegt, sollten die Gelenke in alle Richtungen bewegt werden und zwar so weit, wie es geht. Ohne dabei allerdings Schmerzen auszulösen oder gar »reflektorische Abwehrspannungen«, also unwillkürliche, meist stark ausgeprägte Anspannungen der Muskulatur als Reflex auf einen

Schmerzreiz. Das ist konsequent zu vermeiden. Selbstverständlich sollten auch die angrenzenden Gelenke in die Übungen einbezogen werden. Kräftigung und Muskelaufbau können auch durch Übungen gegen Widerstand erreicht werden.

Bei jedem Betroffenen liegen die Einschränkungen in einem anderen Bereich, und die Schmerzschwelle ist sehr individuell. Das fordert von den Therapeuten zum einen ein großes Einfühlungsvermögen in ihr Gegenüber und zum anderen ein breites Repertoire an therapeutischen Techniken und Verfahren. Die Therapeutinnen, die ich für das Buch befragt habe, haben mir das aus ihrer praktischen Arbeit heraus absolut bestätigt. Es geht, da sind sie sich einig, beim CRPS nicht nach Schema F.

Einige Therapieformen, die beim CRPS zu guten Ergebnissen führen und die insbesondere auf die Störungen des zentralen Nervensystems abzielen, möchte ich hier ein wenig genauer vorstellen.

Propriozeptive neuromuskuläre Fazilitation (PNF)

Eine Sonderform der Physiotherapie/Ergotherapie ist die propriozeptive neuromuskuläre Fazilitation (PNF). Unser Körper verfügt über sogenannte Bewegungsfühler (Rezeptoren), über die wir wahrnehmen, wie wir uns bewegen oder in welcher Position sich bestimmte Körperteile befinden. Wir wissen, ohne dass wir hinsehen müssen, ob ein Arm gestreckt ist oder gebeugt. Bewegungen finden nie nur in einem Teil des Körpers statt. Wenn ich z. B. mit der Hand eine schwere Aufzugtür aufziehe, sind daran auch Bauch-, Po- und Beinmuskulatur beteiligt, damit ich mit dem Zug mit der Hand nicht den Körper an die Tür ziehe, sondern die Tür zum Körper. Gesunde Bewegungsmuster beinhalten immer statische und dynamische Aspekte und verlaufen diagonal und dreidimensional. Sie sind im zentralen Nervensystem abgespeichert. Durch gezielten Druck, Zug, Dehnung und Widerstand an einer oder mehreren Stellen des Körpers werden die Rezeptoren dort gezielt stimuliert bzw. gereizt, sodass es an anderer Stelle zu vermehrter Muskelkontraktion oder auch -entspannung kommt. Damit wird ein abgespeichertes Bewegungsmuster im zentralen Nervensystem aktiviert und eine gesunde Bewegung angebahnt. »Sobald die gesunden Reaktionen in geringem Ausmaß sichtbar sind, wird direkt an dem betroffenen Körperabschnitt mit PNF-Bewegungsmustern und Behandlungstechniken gearbeitet.«[79]

Graded Motor Imagery (GMI)

Die GMI ist ein Trainingsprogramm, das die Lern- und Anpassungsfähigkeit des Gehirns nutzt und sich aus drei separaten Behandlungstechniken zusammensetzt, die aufeinander aufbauend trainiert werden:

1. Rechts-Links-Diskrimination (Erkennung/Unterscheidung)
2. explizite motorische Bewegungsvorstellung
3. Spiegeltherapie

Rechts-Links-Diskrimination

Die Rechts-Links-Diskrimination wird mit Handfunktionskarten trainiert. Diese Karten zeigen Fotografien von Händen in verschiedensten Positionen, und der Betroffene soll erkennen, ob es sich um eine linke oder um eine rechte Hand handelt. Dabei geht es um Genauigkeit und Geschwindigkeit. Dieses Training ist inzwischen auch in verschiedenen Schwierigkeitsstufen und erweitert um ein Hände-Memory mit der App »Recognise Hand« auf dem Smartphone oder dem Tablet möglich. Ich habe oft mit der App »gespielt«, wenn ich irgendwo warten musste. Die App dokumentiert den Trainingsverlauf und macht so Trainingsfortschritte sichtbar.

Explizite motorische Bewegungsvorstellung

Bei der nächsten Stufe, der expliziten motorischen Bewegungsvorstellung, geht es darum, dass Patienten sich Bewegungen zunächst nur vorstellen, also bewusst darüber nachdenken, wie diese auszuführen sind. Durch die Vorstellung einer Bewegung – zu Beginn einer individuell am wenigsten Schmerz provozierenden Bewegung, unter Umständen auch eines nicht von CRPS betroffenen Körperteils – werden bestimmte Hirnareale aktiviert. Auch dieses Training ist mit den Handfunktionskarten möglich. Die Betroffene stellt sich die Bewegung vor, die zu der auf der Karte abgebildeten Handhaltung führt, ohne sie jedoch auszuführen. Dabei geht es vorrangig nicht um Schnelligkeit, sondern um Präzision.

Spiegeltherapie

Die dritte Phase ist die Spiegeltherapie, deren besondere Eignung zur Behandlung vom CRPS inzwischen in etlichen Studien nachgewiesen wurde. Ein Spiegel wird im rechten Winkel zur Tischkante senkrecht auf den Tisch oder entsprechend vor den Stuhl des Patienten auf den Boden gestellt. Die Patientin sitzt so vor dem Spiegel, dass die betroffene Extremität von diesem verdeckt ist. Die betroffene Hand/der betroffene Fuß befindet sich also hinter dem Spiegel. Die Patientin führt nun mit der gesunden Hand/dem gesunden Fuß verschiedene Übungen aus und beobachtet diese Bewegungen im Spiegel. Das Gehirn interpretiert dies so, als ob die CRPS-Hand/der CRPS-Fuß diese Bewegungen ausführen würde.

Die visuelle Rückkopplung führt zu einer Aktivierung der jeweils anderen Hemisphäre. In kleinen Schritten kann die betroffene Extremität allmählich im schmerzfreien Bereich wieder an Bewegungen herangeführt werden, sodass beide Hände bzw. Füße die Bewegungen parallel ausführen, wobei die betroffene Extremität immer noch hinter dem Spiegel verborgen ist.

»Das genaue Therapiesetting muss von Patient zu Patient angepasst werden und kann sich hinsichtlich Progression und Dauer stark unterscheiden«, stellen Samuel Senn und Jimmy Müller in ihrer Bachelorarbeit über GMI beim CRPS Typ 1 - also bei CRPS ohne nachweisliche Nervenschädigungen - fest.[80] Aber GMI ist auch so variabel und modifizierbar, dass es leicht an die jeweilige Patientin angepasst werden kann.

Und sie fahren fort: »Patientinnen und Patienten mit CRPS Typ 1 zeigten einen signifikant größeren Effekt bezüglich des Leitsymptoms Schmerz, wenn zur herkömmlichen Physiotherapie zusätzlich GMI oder Spiegeltherapie angewandt wurde.«[81] Von großem Vorteil ist auch, dass die einzelnen Therapieschritte, wenn sie einmal erlernt wurden, von jeder Betroffenen selbstständig zu Hause ausgeführt werden können. Handfunktionskarten kann man sich unter Umständen bei der Therapeutin ausleihen. Falls das nicht möglich ist und man keine zur Verfügung hat, kann man sich auch Abbildungen von Händen aus Zeitungen und Zeitschriften ausschneiden oder im Internet nach Bildern von Händen suchen bzw. jemanden darum bitten. Oder die App herunterladen.

Erweitert werden kann die Spiegeltherapie noch um Übungen mit Objekten und Materialien, die sensorische Reize setzen.

Clara sagt, dass ihr die Spiegeltherapie beim CRPS in der Hand sehr geholfen hat, und auch ich habe sehr von dieser Therapie profitiert. Sophie bemerkt im Gespräch: »Du wunderst dich, dass dein kranker Arm/Hand nun wieder so viel kann … und dein Gehirn speichert die (zwar nur gespiegelten) Fähigkeiten als möglich.«

Ergotherapie

Die Ergotherapie ist wohl die Therapie, die uns am konkretesten wieder an unsere Alltagsbedürfnisse und Alltagsanforderungen heranführt. Auch hier gibt es eine große Anzahl unterschiedlicher Methoden und Ansätze, die jeweils individuell zum Einsatz kommen, um Feinmotorik, Sensibilität und Wahrnehmung zu verbessern. Im weitesten Sinne geht es um sensomotorische Stimulation und die Schulung von bzw. das Wiederhinführen zu Alltagsaktivitäten. Mein Schmerztherapeut sagt, dass seiner Erfahrung nach 90 % der CRPS-Betroffenen am meisten von der Ergotherapie profitieren.

Die sensomotorische Stimulation zielt auf die Behandlung der Schmerzüberempfindlichkeit (Hyperalgesie). Wie bereits erwähnt, führt ein CRPS zu Veränderungen in der Hirnrinde und im zentralen Nervensystem. Hyperalgesie (Schmerzüberempfindlichkeit) und Allodynie (Schmerzempfinden durch Reize, die normalerweise keine Schmerzen verursachen) nehmen im zentralen Nervensystem einen so großen Raum ein, »dass andere Fähigkeiten vernachlässigt werden, die für die Sensibilität und die Motorik der betroffenen Extremität existenziell sind. Ziel der Ergotherapie ist es, diesen sogenannten Neglect des schmerzhaften Körperabschnittes im Gehirn ... zu mindern.«[82] Dazu wird die betroffene Hand oder der betroffene Fuß unterschiedlichen sensiblen Reizen ausgesetzt: durch Berührungen mit Federn oder Watte, durch Eintauchen in Wasser oder dadurch, dass die Hand/der Fuß in eine Schüssel mit Linsen, Reis, Erbsen oder Raps getaucht und darin bewegt wird. Sophie hat das in der Reha ausprobiert: »In einer großen Schüssel befinden sich 10–15 cm hoch erwärmte Samen, die mit den Händen geknetet werden. Als Samen können auch Rübensamen, Senfkörner oder kleine Linsen verwendet werden (ca. 3–4 kg). Diese werden in der Mikrowelle oder im Backofen (10 Minuten bei 50 Grad) erwärmt. Macht die Gelenke und auch die Haut geschmeidiger.«

Durch allmähliches Intensivieren der Reizimpulse kann peu à peu ein normales Empfindungsvermögen wiedererlangt werden. Wenn die Schmerzen allmählich abnehmen, können anspruchsvollere sensomotorische Aufgaben gestellt werden (z. B. Materialien und Gegenstände, die unter einem Tuch oder in einem Kasten mit Eingriffsloch verborgen sind, ertasten und identifizieren).

Zur Wiedererlangung von Alltagsfähigkeiten werden individuelle Schulungen durchgeführt und einfache Hilfsmittel (wie angepasste Küchenutensilien bzw. -werkzeuge, Schreibhilfen u. Ä.) vorgestellt.

Sofern die Schmerzen so weit nachgelassen haben oder durch geeignete Schmerzmedikamente so weit unter Kontrolle sind, dass die betroffene Extremität es zulässt, können unter Umständen Quengelschienen und Bewegungsschienen zum Einsatz kommen. Beim Quengeln wird mit Hilfe von Verbänden, Spannern und Schrauben sehr genau dosierte Kraft auf das betroffene Gelenk in die eingeschränkte Bewegungsrichtung ausgeübt. Mit einer Bewegungsschiene können Gelenke behutsam belastungsfrei bewegt werden, ohne sie zu überlasten. Damit kann eine Versteifung und Verklebung des Gelenks verhindert und der Heilungsprozess beschleunigt werden.

Im nächsten ergotherapeutischen Schritt geht es um die intensivere Schulung von Feinmotorik und Grobmotorik und Training gegen leichten bis zunehmend stärkeren Widerstand. »Wichtig ist bei allen therapeutischen Maßnahmen, dass sie keinesfalls zu einer Schmerzintensivierung führen dürfen.«[83]

Ulrike Schwuchow ist seit über dreißig Jahren als Ergotherapeutin tätig. Sie berichtet, dass in der Ergotherapie im Laufe dieser Zeit ein Paradigmenwechsel stattgefunden hat: In ihrer Ausbildung habe sie noch gelernt, funktionell zu arbeiten: »Man sah sich Strukturen und Gewebe an und schaute, was daran pathologisch ist. Wir fragten uns, welche Störungen und Schädigungen sehen wir in der Struktur? Im Muskel? Im Gelenk? Das haben wir dann behandelt.« Heute ist das Vorgehen ein anderes: »Therapeutin und Patientin schauen sich gemeinsam an, was bei der Behinderung durch das CRPS so einschränkend ist, dass die Patientin nicht mehr am sozialen Leben und an allem, was ihr Leben ausmachte, teilhaben kann. Und von da aus schauen wir, welche Aktivitäten betrifft das? Dann schauen wir, welche Strukturen sind dafür zuständig? So denken wir heute, so unterrichten wir heute, so behandeln wir heute.« Das leuchtet mir unmittelbar ein. Wenn ich etwas tun will, zum Beispiel stricken, dann bin ich motiviert zu lernen, wie ich die Stricknadeln wieder halten kann.

Ulrike Schwuchow sagt: »Der Patient profitiert davon, dass ich dem Raum gebe, dass ich ihm Dinge erkläre, Sachen an die Hand gebe, wie er wieder selbst handlungsfähig wird. Nicht hektisch noch drei Übungen mehr! Das muss man sich trauen. Wir sind alle so geprägt: Je mehr Wiederholungen, je besser. Heute schule ich den Patienten und kläre ihn auch über das Vorgehen auf, dann hat er die Kompetenz, die Übungen selbstständig zu machen. Das ist auch ein anderes Rollenverständnis zwischen Patientin und Therapeutin: Die Verantwortung verbleibt beim Patienten. Ich kann ihn aufklären, schulen, begleiten, aber es bleibt immer die Entscheidung des Patienten, was er macht und wieviel er macht.«

Manuelle Therapie

Im Gegensatz zur Physiotherapie ist die manuelle Therapie tendenziell eher eine Therapie, bei der die Patientin selbst nicht aktiv sein muss. Bei der manuellen Therapie, in deren Zentrum unsere Muskeln und Gelenke und deren Zusammenspiel stehen, können durch spezielle Handgriffe und Mobilisationstechniken Schmerzen gelindert und die Beweglichkeit von Muskeln und Gelenken verbessert werden.

Ich gehe heute, fast drei Jahre nach meinem Unfall, immer noch einmal die Woche zur manuellen Therapie, denn es tut mir gut, dass das Handgelenk und sämtliche Fingergelenke mobilisiert und Sehnen und Bänder gedehnt werden, ohne dass ich aktiv etwas dazu beitragen muss. Zur Erinnerung: Die Sehnen verbinden die Knochen mit den Muskeln und übertragen die Kraft der Muskeln auf die Knochen. Die Bänder verbinden immer zwei Knochen miteinander, sie sichern die Gelenke und schränken den Bewegungs-

Kohlensäure-Bäder

Kohlensäure-Teilbäder der betroffenen Extremität sowie auch der nicht-betroffenen Extremität zeigen gute Wirkung beim CRPS. In der Frühphase, wenn beim CRPS Typ I die betroffene Extremität warm und geschwollen ist, führen eher kühle CO_2-Bäder – 20 Minuten bei einer Temperatur von 27–32 Grad – zur Verminderung des Schmerzes und der Ödeme sowie zu einer Verbesserung der Beweglichkeit. Ist das CRPS von der entzündlichen Phase in die chronische Phase übergegangen, kann das Bad bis zu 39 Grad warm sein. Werden beide Extremitäten gebadet, verstärkt das die Wirkung noch. Das Blubbern und Perlen der Kohlensäure stimuliert die Nerven der Haut, und durch die Erweiterung der Blutgefäße nach dem warmen Bad steigt die Mikrozirkulation. Beides hat eine lindernde Wirkung.

spielraum eines Gelenks auf ein sinnvolles Maß ein. Eine gewisse Steifigkeit der Hand (Handgelenk und Finger) ist mir ja geblieben. Und auch wenn ich die Hand im Alltag und beim Sport (z.B. Schwimmen) sehr vielfältig einsetze, ist es doch ein Unterschied, ob ich Bewegungen aktiv ausführe oder ob die Glieder sanft bewegt werden. Ich empfinde das nach wie vor als sehr sinnvolle therapeutische Ergänzung zu dem, was ich selbst tue. Und es tut gut.

Thermische Therapie – Kühle/Wärme

Die wohltuende Wirkung kühlender Wickel oder Salben bei Schmerzen kennen wir wohl alle. Die Kältetherapie hat eine schmerzlindernde und entzündungshemmende Wirkung. Doch Achtung: Beim CRPS darf es auf gar keinen Fall zu kalt sein, allenfalls kühlschrankkalt, niemals mit Eis! Wer mehr auf Wärme anspricht, profitiert von der schmerzlindernden und tonussenkenden Wirkung. Mehr dazu unter »Kühlen ist meist eine Wohltat« (Seite 114).

Compliance

Compliance ist der Oberbegriff für kooperatives Verhalten von Patienten im Rahmen einer Therapie. Von guter Compliance spricht man, wenn ärztliche und therapeutische Ratschläge konsequent befolgt werden. Laut Weltgesundheitsorganisation (WHO) haben im Durchschnitt aber nur 50% aller Patienten eine gute Compliance. Dabei ist Compliance gerade bei chronischen Erkrankungen besonders wichtig.

Was brauchen wir, damit wir tun, was man uns rät, damit wir mitarbeiten? Die Antwort darauf ist gar nicht schwer: gute Kommunikation. Wir leben nicht mehr in einer Zeit, in der Ärzte Götter in Weiß sind und Therapeuten ihre Kardinäle. Wir tun nicht mehr unhinterfragt alles, was die Ärztin oder der Therapeut sagt. Und wir haben das Internet. Wir sind vernetzt. Wir wollen mit einbezogen werden. »Erklärungen zur Pathologie und multidisziplinären Herangehensweise sind essenziell für die Compliance der Patienten«, bemerkt Daniela Pfleger dazu.[84]

Offene Kommunikation ist bei so einer komplexen Erkrankung das A und O. Und hat auch etwas mit Vertrauen zu tun. Denn eigentlich ziehen wir ja doch alle am selben Strang. Wir wollen dasselbe: Dass es uns, den Betroffenen, besser geht.

Mich kann man im Grunde leicht motivieren, ziemlich viel mitzumachen und auszuprobieren. Man muss es mir nur darlegen. Das hat auch etwas mit Respekt und Augenhöhe zu tun. Non-Compliance erwächst oft aus ungenügender Information oder ungenügendem Verstehen der Krankheit und der Möglichkeiten und Wirkungen der Medikamente. Ein CRPS ist komplex und langwierig. Da ist gute Information umso wichtiger, denn »Angst und Befürchtungen fördern den Chronifizierungsprozess einer Erkrankung«, stellt die Physiotherapeutin Kathrin Allgöwer fest. Und weiter: »Ungewissheit und fehlende Erklärungen sind ein Bestandteil der Sorgen des Patienten und beeinträchtigen ihn emotional.«[85] Das kann dann der Beginn einer unguten Abwärtsspirale sein.

CRPS-Betroffene haben oft solche Schmerzen, dass sie Angst haben, sich zu bewegen. Das nennt man Kinesiophobie. Darüber kann man nicht hinweggehen. Das muss man bearbeiten. Behutsam. Verständnisvoll. Zugewandt.

Wie Therapie gemeinsam gelingt

Wenn wir auf Augenhöhe angesprochen und gut informiert werden, wenn wir die Chance bekommen, Sinn und Zweck einer Therapie zu verstehen, dann können wir dieser zustimmen. Wenn wir hören, dass eventuell verstärkte Schmerzen auftreten, diese aber im Rahmen der Therapie aus bestimmten Gründen in Kauf zu nehmen sind, dann fällt es uns unter Umständen leichter, uns darauf einzulassen. Dann fühlen wir uns auch ermächtigt, fehlende Therapiefortschritte oder gar -rückschritte zur Sprache zu bringen und gemeinsam mit der Therapeutin zu überlegen, wie die Therapie an die individuellen Gegebenheiten und Erfordernisse angepasst werden kann. Ohne dass der Therapeut dies als Kritik an seiner Arbeit oder gar seiner Person verstehen muss. Das bestätigt mir auch die Handtherapeutin Uschi Crotogino im Gespräch: »Allen Betroffenen kann ich nur raten, auf sich selbst aufzupassen. Das ist das Wichtigste. Und denken Sie nicht, dass Sie den Therapeuten damit beleidigen, wenn Sie sagen, ›das tut aber weh‹, oder, ›das tut mir nicht gut‹. Das ist eine Hilfe für den Therapeuten. Wenn der Therapeut das als Beleidigung empfindet, dann taugt er nichts!«

Als Betroffene bin ich schlicht darauf angewiesen, dass die Therapeutin weiß, was sie tut. Sie bekommt von mir einen Vertrauensvorschuss. Klar. Den muss ich ihr geben. Der Therapeut hat eine Ausbildung gemacht, übt seinen Beruf schon eine Weile aus, hat sich fortgebildet, hat jeden Tag mit kranken Menschen zu tun. In seiner Verantwortung liegt es, mich über mehrere Möglichkeiten und Wege aufzuklären. Dazu ist die fachliche Kompetenz notwendig.

Aber wenn es nicht passt, dann passt es nicht. »Wenn die Chemie nicht stimmt, wenn Sie sich nicht gut aufgehoben fühlen, wenn Sie das Vertrauen nicht wirklich entwickeln können, dann ist es nicht der richtige Therapeut für Sie!«, rät Uschi Crotogino.

Aus allem, was hier über das CRPS schon geschrieben wurde, lässt sich leicht schließen, dass mit schnellen, einfachen Therapieerfolgen nicht zu rechnen ist. Das kann frustrierend sein, für Betroffene wie für Therapeuten. »Schwierig ist es, Vertrauen zu haben, obwohl es nicht schnell besser wird«, sagt Uschi Crotogino dazu. »Es ist eine wichtige Arbeit, die Menschen bei der Stange zu halten und ihnen immer wieder das Vertrauen zu geben, das es besser wird, auch wenn es dauert. Das muss der Patient glauben«, erläutert sie ihr therapeutisches Vorgehen.

Wir sollten versuchen, nicht immer nur das Negative zu sehen oder den Blick nur auf das zu richten, was noch nicht wieder oder nicht mehr geht. Wir sollten möglichst lernen, auch kleine Fortschritte wahrzunehmen und uns zu merken.

Uschi Crotogino, die ihre Ausbildung an der Handakademie absolviert hat, sagt: »Ich mache keine Handtherapie im klassischen Sinne. Ich versuche, im Gespräch den Menschen zu erfassen in dem, was ihm guttut: Ich finde heraus, was er gern macht. Diese angenehmen Tätigkeiten können als Brücke in die Übungen eingebaut werden. Die Übung wirkt nur positiv, wenn man sie gern macht.« Sie legt viel Wert auf ein vertrauensvolles Verhältnis zwischen Patientin und Therapeutin: »Ich kann nur jemandem weiterhelfen, der mir völlig vertraut und sich auch bei mir wohl fühlt. Und das spüre ich beim ersten Mal.« Wenn sie das Gefühl hat, es passt nicht, oder wenn CRPS-Betroffene von weit her zu ihr kommen, verweist sie diese gern an einen zertifizierten Kollegen. Ihr therapeutisches Repertoire hat sie im Laufe der Jahre immer mehr erweitert und bezieht heute auch Faszienarbeit mit ein und

Handtherapeutischer Behandlungsalgorithmus beim CRPS*

Therapeutische Maßnahmen im Stadium 1

- GMI und hochfrequente Spiegeltherapie (7–14-mal täglich)
- aktive Bewegungstherapie in schmerzangepasster Dosierung bzw. Intensität, PNF nur mit Führungswiderstand (gering)
- Ergotherapie:
  - sensorische Reize wie lauwarmes Wasser, feiner Sand, Raps o. Ä.
  - Hilfsmittel für den Alltag/Arbeitsplatz in jedem Stadium möglich und nötig
  - generell redressierende Maßnahmen wie Schienen/Quengelbehandlung werden erst ab Stadium 3 empfohlen und nur bei individueller Notwendigkeit
- Kohlensäurebäder
- Lymphdrainage

Therapeutische Maßnahmen im Stadium 2

- aktive Bewegungstherapie in schmerzangepasster Dosierung bzw. Intensität, jedoch nach Möglichkeit gesteigert, PNF mit leichtem, schmerzangepassten Widerstand
- GMI und hochfrequente Spiegeltherapie (7–14-mal täglich), mit und ohne Materialien
- manuelle Therapie unterhalb der Schmerzgrenze
- Kohlensäurebäder
- Ergotherapie:
  - Linsenbäder, Abhärtungen mit gröberen Materialien ab Stadium 2, abhängig von der Schmerzsituation
  - Hilfsmittelversorgung, angepasst an die Fähigkeiten und Funktionen

Therapeutische Maßnahmen im Stadium 3

- aktive Spiegeltherapie (7–14-mal täglich) in Kombination mit vielen unterschiedlichen Materialien und sensorischen Reizen
- aktive Bewegungstherapie in ansteigender Intensität, PNF mit ansteigendem Widerstand, Krafttraining
- manuelle Therapie unterhalb der Schmerzgrenze
- Dehnungen zur Bewegungserweiterung
- Kohlensäurebäder
- Ergotherapie:
  - Hilfsmittels für den Alltag wenn möglich reduzieren und an Alltag und Haushalt anpassen
  - generell redressierende Maßnahmen wie Schienen/Quengelbehandlung nur bei individueller Notwendigkeit
  - intensive Schulung der Fein- und Grobmotorik/Haltungsschulung

---

* Corinna Körbler u. a. Die Handtherapie in der Behandlung des CRPS. Hand-/Mikro-/Plastische Chirurgie 2015; 47(03): 182-189. doi:10.1055/s-0035-1547302.

klebt Kinesiotapes, falls Patienten es auf der Haut aushalten können. Auch die Annäherung über Fußreflexzonenmassage ist möglich, wenn sich die Hand kaum anfassen lässt, weil sie so überempfindlich ist.

Corinna Körbler hat zusammen mit Kolleginnen und Kollegen im Januar 2015 den Artikel »Die Handtherapie in der Behandlung des CRPS« veröffentlicht, in dem die handtherapeutischen Anwendungen in Bezug auf ihre Wirksamkeit bei der Behandlung von CRPS dargestellt werden.[86] Sie hat mir erlaubt, den daraus entwickelten Behandlungsalgorithmus beim CRPS hier zu veröffentlichen.

Im Gespräch betont Corinna Körbler, dass die CRPS-Erkrankung keiner klaren Abfolge von Stadien folgt – den typischen CRPS-Verlauf gibt es, wie oben schon erwähnt, nicht. Die Einteilung in 3 Stadien (oder Phasen, Seite 49) beim Behandlungsalgorithmus dient nur der groben Orientierung. Und sie hebt auch noch einmal hervor, dass die therapeutischen Maßnahmen keinesfalls zu einer Schmerzintensivierung führen dürfen.

Die Diskussion, ob die CRPS-Behandlung wehtun darf, ist so alt wie die Erkenntnis, dass CRPS eine Erkrankung ist und behandelt werden sollte. Und sie ist nicht abschließend geklärt.

Darf Therapie bei CRPS wehtun?

Mit dieser Frage sind alle CRPS-Betroffenen irgendwann auf die eine oder andere Art konfrontiert. Da habe ich mich sehr gefreut, als ich bei meinen Recherchen für dieses Buch auf ein Pro-und-Kontra-Papier mit dem Titel »Treten oder streicheln? Darf die CRPS-Therapie wehtun?« stieß, das Prof. Frank Birklein von der Uniklinik Mainz und PD Janne Gierthmühlen von der Universität Kiel 2018 zu dem Thema veröffentlicht haben.

Prof. Frank Birklein vertritt die Pro-Seite: »Ganz ohne Schmerz wird es nie besser!« Die Besonderheit beim CRPS im Gegensatz zu anderen neuropathischen Schmerzsyndromen ist, so hält er fest, dass »die Schmerzen beim CRPS durch das Nichtbenutzen der betroffenen Extremität reduziert werden« können.[87] Doch das Vermeiden von Bewegungen führe in der Folge »rasch dazu, dass die Gelenke in der betroffenen Extremität an Beweglichkeit verlieren«. Und durch die schmerzbedingte Vermeidung »gehen auch Bewegungsmuster verloren«, was letztendlich zu einem »immer weiter zunehmenden Funktionsverlust führt. Aber eine Verbesserung der Kontrakturen oder Korrektur der verloren gegangenen Bewegungsmuster lässt sich logischerweise nur über den Gebrauch der Extremität erreichen. Da die Bewegung nun unweigerlich zu einer Schmerzverstärkung führt, muss eine erfolgreiche Rehabilitation auch ein gewisses Maß an Schmerzen in Kauf nehmen, sonst ist eine Funktionsverbesserung schlicht nicht möglich.« Da sich »bewegungsbedingte Schmerzen beim CRPS oft nicht medikamentös oder interventionell ausreichend behandeln lassen«, nennt er die »Pain Exposure Therapy« und die »Graded Exposure Therapy« als Behandlungsoption.

PD Janne Gierthmühlen hält dagegen, dass die CRPS-Therapie nicht schmerzhaft sein sollte, denn »Schmerz ist … einer der wichtigsten Faktoren für die Initiierung und Aufrechterhaltung eines CRPS«. Eine Verbesserung der Funktionalität allein durch eine adäquate Schmerztherapie ist ihrer Ansicht nach durchaus möglich. Studien haben ergeben, dass sich PET (s. u.) und konventionelle Therapie in Bezug auf die Funktionsverbesserung nicht unterscheiden. Was »die Frage aufwirft, wieso sich ein Patient einer schmerzhaften Prozedur unterziehen soll, wenn dasselbe Ergebnis auch mit nicht oder deutlich weniger schmerzhaften Verfahren erreicht werden kann«. Sie tritt dafür ein, dass »eine Schmerzreduktion als erster Ansatzpunkt in der Therapie eines CRPS steht«.

Ich finde ja, die beiden sind inhaltlich eigentlich gar nicht so weit auseinander, wie das Pro und Kontra suggeriert.

»Bei dem Thema, soll man in den Schmerz reinarbeiten oder nicht, gehen die Meinungen weit auseinander. Das hat sich auch in 30 Jahren nicht geändert«, erklärt mir Uschi Crotogino. »Ich kann dazu nur sagen, was meine Erfahrung ist: Nicht in den Schmerz arbeiten, aber trotzdem immer bis zum Schmerz. Unterschwellig zu arbeiten, bringt meiner Meinung nach nichts. Therapeut und Patient müssen immer gemeinsam die Grenzen ausloten.«

Die von Prof. Frank Birklein im Pro-und-Kontra-Papier genannten Therapien möchte ich hier noch kurz umreißen.

Graded Exposure Therapy

Bei der Graded Exposure Therapy werden mit Angst assoziierte Bewegungen zunächst identifiziert und durch psychologische Intervention bearbeitet, bevor sie in der Physiotherapie systematisch und wiederholt ausgeführt werden. Es werden Ziele formuliert und in einem abgestuften Übungsplan immer schwierigere Übungen und Situationen erarbeitet. Auf diese Weise kann eine kognitive Verbesserung der Funktion bzw. des Schmerzes erreicht werden.

Damit diese Therapie funktionieren kann, muss ein Betroffener meines Erachtens eine Psychologin und eine Physiotherapeutin finden, die sich mit diesem Konzept auskennen und eng verzahnt zusammenarbeiten. Ohne die psychotherapeutische Intervention kann der Rest nicht funktionieren.

Pain Exposure Therapy

Die Pain Exposure Therapy wird in den DGN-Leitlinien zum CRPS von 2018 nicht mehr empfohlen, denn sie »verbessert die Funktion, nicht aber die Schmerzen bei CRPS«.[88] Ich möchte sie dennoch hier vorstellen, weil Sie als Betroffene womöglich damit konfrontiert werden und wissen sollten, worum es sich handelt. Die PET geht von dem Ansatz aus, »dass die Schmerzen, welche Betroffene empfinden, kein Warnsignal dafür sind, dass in der betroffenen Extremität ein Problem vorliegt, denn diese ist eigentlich heil«.[89] Nachdem dem Patienten erklärt wurde, dass eine »Fehlinterpretation und Fehlregulation« des zentralen Nervensystems vorliegt, findet unter Verzicht auf jegliche Einnahme von Schmerzmitteln dann ein »systematisch in der Intensität gesteigertes physikalisches Training« statt. »Vor Beginn der Therapie wird klargemacht, dass jede Schmerzäußerung ignoriert werden muss.«

»Pain Exposure Therapy ist nach derzeitigem Erfahrungs- und Wissensstand nichts für uns«, führt Corinna Körbler aus. »Wir bieten sie daher nicht an. Für manche Patienten mag die Therapie durchaus die richtige Taktik sein. Zu unserem Behandlungskonzept passt sie nicht.«

Mir scheint der Knackpunkt bei den beiden Therapien zu sein, dass sie quasi geschlossene Systeme sind, die einem Gesamtkonzept folgen. Man kann nicht ein wenig Pain Exposure Therapy machen und beim nächsten Therapietermin wieder etwas anderes. Sinn, Ziel und Wirkweise dieser Therapien müssen sehr gut kommuniziert werden, um beim Patienten Compliance zu erreichen. Und Betroffene müssen psychotherapeutisch intensiv begleitet werden, zum Beispiel durch eine Verhaltenstherapie, damit sie Unterstützung haben, wenn sie sich für die Pain Exposure Therapy entscheiden, bei der sie bewusst Schmerzen aushalten müssen, um Fortschritte zu machen, und nicht auf halber Strecke aussteigen, weil sie sich alleingelassen fühlen.

Das ist meines Erachtens aber nur stationär möglich, wo die Betreuung und die Kontrolle des Therapieerfolgs engmaschig möglich sind. In einer Reha-Einrichtung oder einer Klinik, wo Ärztinnen und Therapeuten eng zusammenarbeiten und Betroffene – von Alltagspflichten frei – jeden Tag mehrere aufeinander abgestimmte Therapieeinheiten absolvieren, mag das gehen. Auch in einem ambulanten Therapiezentrum mag das noch möglich sein. Aber zu Hause, wo man alle paar Wochen einen Arzttermin hat und zwischen einem und drei Therapieterminen die Woche, erscheint mir das einfach nicht praktikabel.

Doch egal, welche Therapie man macht, es reicht auf keinen Fall aus, nur die Therapieeinheiten beim Therapeuten zu absolvieren. Wer beim CRPS etwas für sich tun will, muss richtig hartnäckig sein und täglich üben und Spielräume ausloten und erweitern. Das geht auch aus dem Behandlungsalgorithmus von Corinna Körber u. a. deutlich hervor. »Ohne aktive Mitarbeit sind alle Therapieanstrengungen wahrscheinlich unwirksam.«[90]

Regelmäßig in kleinen Einheiten über den Tag verteilt üben, jeden Tag, das steht jetzt an. Und wenn die Hand/der Fuß zu schmerzhaft, zu sehr geschwollen oder überanstrengt ist, dann helfen kühle Wickel, sanfte (Selbst-)Massage oder Eincremen, behutsames Desensibilisieren mit Federn, Pinseln oder anderen taktilen Materialien. Irgendetwas, was die erkrankte Extremität daran erinnert, dass sie noch zu unserem Körper gehört. Das CRPS fordert, dass wir uns um die erkrankte Extremität bemühen. Und zwischendurch sollten wir auch bewusst entspannen.

Zusätzliche Therapieoptionen

Neben der Schmerztherapie und den rehabilitativen Verfahren können weitere Therapien sinnvoll und hilfreich sein. Ein wichtiger Baustein kann die Psychotherapie sein.

Psychotherapie

Wenn das ganze Leben plötzlich auf dem Kopf steht, weil das CRPS zu starken Einschränkungen in allen Lebensbereichen führt, kann das zu Gefühlen wie Scham, Wut, Angst oder Verzweiflung führen. Mit solchen Gefühlen sind Kranke oft allein. Oder sie empfinden es zumindest so. Ein CRPS ist so komplex, dass es schon für Betroffene schwer zu begreifen ist, was mit ihnen passiert, für Außenstehende gilt das erst recht. Womöglich kann das persönliche Umfeld »das Gejammer« bald nicht mehr hören und wendet sich ab. Dann ist es gut, wenn Erkrankte schmerzpsychotherapeutische Unterstützung erhalten. Allein chronische Schmerzen führen bei vielen Menschen zu Depressionen. Wer aber obendrein noch damit zurechtkommen muss, dass er auf Hilfe angewiesen ist, soziale Isolation erlebt, über Monate nicht arbeiten und an den Aktivitäten des Freundeskreises teilnehmen kann, eine Erkrankung mit ungewisser Prognose hat und dazu womöglich noch mit dem Unverständnis seitens der Umwelt konfrontiert ist, der braucht erst recht Hilfe.

»Ziel der Schmerzpsychotherapie ist unter anderem die Unterstützung des Umgangs mit den Schmerzen, das Verstärken von positiven Verhaltensweisen und der Abbau von Stress und negativen Gefühlen.«[91]

Die schmerzpsychologische Behandlung kann Betroffene darin unterstützen, besser mit den Einschränkungen in vielen Bereichen des täglichen Lebens – bei beruflichen wie sozialen Aktivitäten ebenso wie bei alltäglichen Verrichtungen – klarzukommen. Sie kann helfen, Bewegungsangst zu überwinden, Phasen von ausbleibenden Therapiefortschritten oder gar Therapierückschritte zu verarbeiten und irgendwann auch realistische Pläne zur beruflichen und sozialen Wiedereingliederung zu erarbeiten. Alle Sorgen und Ängste haben dort ihren »legitimen« Platz.

Soweit die Theorie. In der wirklichen Welt ist es nahezu unmöglich, in einem angemessenen Zeitraum einen Termin bei einer Psychotherapeutin zu bekommen. Meistens muss man monatelang auf einen ersten Termin warten. Was noch lange nicht heißt, dass man fortan regelmäßige Behandlungstermine bekommt. Und selbst wenn man die bekommt, muss man zunächst ja einmal herausfinden, ob der Therapeut und sein therapeutischer Ansatz zu einem passen. Ob die Chemie stimmt. Ob man sich so aufgehoben und verstanden fühlt, dass man sich mit seinen Ängsten und verworrenen Gefühlen öffnen kann.

Und der Druck, unter dem CRPS-Betroffene stehen, kann recht hoch sein: Mia erlebte den Druck indirekt: »Anstatt zu sagen, jetzt bin ich dran, jetzt bin nur erst mal ich wichtig, ging es bei mir immer nur um meine Arbeit. Die Arbeit, die Arbeit … Und das hat natürlich auch nicht zur Genesung beigetragen. Ich habe auch viel zu schnell angefangen zu arbeiten. Im Nachhinein würde ich so etwas nicht mehr machen. «

Da ist es besonders belastend, wenn Ärzte die Krankschreibung nicht mehr verlängern (wie bei Sophie und bei mir) oder die Krankenkasse regelmäßig anruft oder Entscheidungen trifft, ohne sie vorab zu kommunizieren, wie im Fall von Clara: »In der Wiedereingliederung nach ca. sieben Monaten hat die Krankenkasse einen Brief geschrieben (am Mittwoch vor Himmelfahrt): Ab Montag bin ich entweder gesundgeschrieben oder werde ausgesteuert (das heißt, die Krankengeldzahlung endet). Keine Frist, nichts. Das hat mich dermaßen zurückgeworfen … Die Krankenkasse hat mich auch zum MDK (dem Medizinischen Dienst der Krankenkasse) geschickt. Aber ich wollte nicht verrentet werden, ich wollte doch arbeiten.« Ein Anspruch auf Krankengeld besteht für 78 Wochen innerhalb von drei Jahren.

In solchen Fällen brauchen Betroffene auf jeden Fall – professionelle oder persönliche – Unterstützung.

Ich empfand es zeitweise als übermenschliche Anstrengung, mit allem, was das CRPS mir abforderte, zurechtzukommen. Immer wieder Ressourcen zu mobilisieren, um nicht zu verzweifeln oder zusammenzubrechen.

» *6.3.2018: Anzuerkennen, dass diese Krankheit den ganzen Körper be-*

trifft, dass die Schlaflosigkeit zusätzlich ihren Tribut fordert und das alles einfach wirklich sehr, sehr anstrengend ist, ist im Augenblick das zentrale Thema. Darum geht es. Anzuerkennen, was ist, und es anzunehmen. «

Leicht fiel mir das nicht. Und es gab bessere und schlechtere Tage, es war ein ständiges Auf und Ab. Wenige Tage später schrieb ich (der erste handschriftliche Eintrag seit Monaten):

» *10.3.2018: Solange es jeden Tag ein bisschen besser wird, ist alles gut, aber sobald es noch mal ein wenig schlechter wird, breche ich total ein.* «

Es gab Phasen, da hatte ich einfach nichts mehr zuzusetzen, wie man so schön sagt.

Andere Wege in der Therapie

Nun will ich über andere Wege in der Therapie sprechen, sogenannte »alternative« Therapien. Ich setze »alternativ« in Anführungszeichen, weil ich finde, dass die Wahl der individuell passenden Therapie nicht unbedingt ein Entweder/Oder (also die Wahl zwischen zwei oder mehr Alternativen) sein muss, sondern dass sich manche Therapien auch sehr gut ergänzen und wechselseitig unterstützen, daher passt für mich persönlich der Begriff Komplementärmedizin besser. Ein CRPS ist in seinen Symptomen und Verläufen, wie wir gesehen haben, so individuell, dass es – auch schulmedizinisch – keinen »Königsweg« für alle gibt. Und auch der schulmedizinische Therapieansatz ist multimodal und multidisziplinär. Für manche Aspekte dieser Erkrankung ist vielleicht die eine Therapie die geeignete und für andere Aspekte eine andere. Manche Menschen sprechen vielleicht mehr auf diesen Ansatz an und andere auf einen anderen. Das muss jede für sich selbst ausloten. Wo fühle ich mich als Mensch und als CRPS-Betroffene gesehen, gehört und verstanden? Wo erwarte ich Heilung und Unterstützung? Was traue ich meinen Ärztinnen und Therapeutinnen zu? Wo kann ich – in Ergänzung zu Schmerztherapie und rehabilitativen Therapien – noch zusätzlich Unterstützung finden?

Bemängelt wird häufig das Fehlen von Beweisen für die Wirksamkeit komplementärer Therapien. Doch die Tatsache, dass Erfahrungswissen, das zum Teil viele Jahrhunderte alt ist, noch nicht systematisch wissenschaftlich aufgearbeitet und validiert wurde, spricht nicht gegen die Erfahrungsmedizin. Vielleicht heißt es ja nicht umsonst: Wer heilt, hat recht.

Naturheil- und komplementäre Verfahren gehen von einem ganzheitlichen Ansatz aus und bemühen sich darum, die gestörte Harmonie des Organismus wieder ins Gleichgewicht zu bringen. Selbstregulation und Selbstwahrnehmung werden gestärkt, die Selbstheilungskräfte unterstützt, wodurch der Organismus in die Lage versetzt werden soll, aus sich selbst heraus zu heilen. Zudem bekommt der Mensch bei der Wiedererlangung seiner Gesundheit eine aktive Rolle zugeschrieben; dafür habe ich in einer Broschüre des Schweizer Dachverbands Komplementärmedizin den schönen Begriff »Genesungskompetenz« gefunden.[92]

Große Attraktivität haben im Westen seit einigen Jahren nicht nur in der Heilkunst, sondern auch in Philosophie und Spiritualität, Konzepte aus dem fernen Osten: Tai-Chi, Yoga, Akupunktur, Ayurveda, traditionelle chinesische Medizin (TCM), insbesondere Akupunktur. Doch auch Europa hat eine lange Tradition der Volksmedizin. Die traditionelle Pflanzenheilkunde stützt sich primär auf überliefertes Wissen über die heilenden Eigenschaften der Pflanzen. Hebammen und Heilerinnen, Kräutersammler und Bader haben in Europa eine lange Geschichte.

Viele Menschen wenden sich heute der Komplementärmedizin zu, wenn die Schulmedizin mit ihrer Weisheit am Ende ist und nicht mehr helfen kann. Andere fühlen sich von der Schulmedizin in ihrer Ganzheit nicht gesehen oder haben das Gefühl, seelische Faktoren finden zu wenig Berücksichtigung. Manchen geht es womöglich auch nicht um Krankheitskontrolle, sondern um eine aktive Rolle in der Krankheitsbewältigung, die die eigenen Ressourcen mobilisiert.

Gerade bei chronischen Erkrankungen ist der Wunsch nach einer Erweiterung der therapeutischen Optionen groß. Als ich mir das Handgelenk gebrochen hatte, war ich unendlich froh, dass die Knochen im Krankenhaus so fixiert wurden, dass sie wieder zusammenwachsen konnten, und war dankbar für die Versorgung in der Klinik. Doch als sich dann daraus ein CRPS entwickelte und chronisch wurde, als ich begriff, wie komplex die pathophysiologischen Vorgänge bei dieser Erkrankung sind, war ich froh, dass es neben Schmerztherapie und rehabilitativen Therapien auch noch andere Möglichkeiten gibt, den inneren, körpereigenen Heilungsprozess anzukurbeln, zu fördern und zu unterstützen.

Komplementärmedizinische Verfahren

Es gibt eine Vielzahl komplementärmedizinischer Verfahren; und bei dem Versuch, sie systematisch darzustellen, bin ich gescheitert, weil ich immer wieder auf vielfache Überschneidungen gestoßen bin. Deshalb will ich hier nur, ohne jeden Anspruch auf Vollständigkeit einige alphabetisch aufzählen:

Akupunktur, anthroposophische Medizin, autogenes Training, Ayurveda, Bachblüten-Therapie, Balneotherapie, Biofeedback, Chirotherapie, Cranio-Sacral-Therapie, Feldenkrais-Therapie, Handauflegen, Homöopathie, Hypnose, Immunstimulation, Kinesiologie, Kneipp-Kur, Lichttherapie, Magnettherapie, Mind-Body-Medizin, Misteltherapie, Musiktherapie, Neuraltherapie, Osteopathie, Phytotherapie, Progressive Muskelentspannung nach Jacobson, Qigong, Reiki, schamanisches Heilen, Shiatsu,[93] Stoßwellentherapie, TCM …

Im Folgenden habe ich ein paar Anmerkungen zu Berichten über den Einsatz komplementärmedizinischer Verfahren beim CRPS zusammengetragen. Vielleicht können sie als eine erste Anregung dienen, ein wenig Orientierung bieten und zeigen, dass da womöglich noch etwas geht.

Gerhard Emrich und Doris Zumbühl schreiben auf dem Schweizer Portal für Gesundheit und Medizin: »Bei folgenden komplementärmedizinischen Behandlungsmethoden wurden bei M. Sudeck Erfolge beschrieben: Feldenkrais (spezielle Form der Bewegungstherapie), Neuraltherapie, Homöopathie, Akupunktur. Diese können ergänzend zur schulmedizinischen Behandlung ausprobiert werden.«[94] Weitere Ausführungen dazu gibt es an der Stelle leider nicht.

Barbara Schneider von der Schmerzklinik im DRK-Krankenhaus Altenkirchen berichtet in der Deutschen Zeitschrift für Akupunktur über die erfolgreiche Behandlung eines anderthalb Jahre bestehenden CRPS an der Hand durch eine die Schmerzmedikation und rehabilitativen Therapien ergänzende Behandlung mit Akupunktur und Blutegeln. Das CRPS heilte in diesem Fall innerhalb eines halben Jahres aus.[95]

Carlo Di Maio und Stephan Swart, Fachärzte für Orthopädie, beschreiben die Behandlung eines postoperativen CRPS nach einem Snowboardunfall mit kombinierter Stoßwellentherapie: »Die Patientin ist schmerzfrei, myofasziale Spannungszustände und Blockaden der Wirbelsäule wurden beseitigt. Der zweite und dritte Finger hat die volle Bewegungsfreiheit zurück, lediglich im Bereich des vierten Fingers besteht ein Beugedefizit mit einem Fingerkuppen-Hohlhandabstand von 2,5 cm. Die Patientin ist mit diesem Ergebnis sehr zufrieden.«[96]

In der Zeitschrift »Schmerzmedizin« stoße ich auf einen Artikel über Qigong in der multimodalen Schmerztherapie. Petra Schwinn von der Tagesklinik Schmerztherapie in Schongau schreibt, dass »nahezu alle Schmerzpatienten … Qigong ausführen« können, weil »die stehende oder sitzende Haltung … problemlos auch von älteren Patienten oder Patienten mit Schmerzen in den oberen Extremitäten (z. B. bei CRPS) eingenommen werden kann.« Die Integration von Qigong in multimodale Schmerztherapiekonzepte kann ihrer Erfahrung nach, »einen wertvollen Beitrag auf verschiedenen Ebenen leisten: Auf körperlicher (Normalisierung der Körperwahrnehmung, sanfte Dehnung der Muskulatur,

Verbesserung des Gleichgewichtes und der Koordination), psychischer (Verbesserung des Wohlbefindens) und vegetativer Ebene (Senken des Sympathikotonus durch tiefe Atmung und Ruhebilder)«.[97]

Klassische Homöopathie

Was mir ganz persönlich gut durch die CRPS-Zeit geholfen hat, war die klassische Homöopathie. Meine Homöopathin hat mich immer wieder aufgefangen, wenn die Schmerzen unerträglich, die Situation zu verwirrend oder schlecht auszuhalten, die Verzweiflung und die Angst groß waren: um meine berufliche Zukunft als Übersetzerin (die ihre Hände genauso braucht wie ihren Kopf), um mein Leben allein auf dem Land mit Katzen, Haus und Garten. Für mich war die Unterstützung also hauptsächlich psychischer und seelischer Natur. Meine Homöopathin betonte, dass jede homöopathische Behandlung individuell erfolgen müsse. Das gilt für ein CRPS, aber auch jede andere Erkrankung. Denn die Homöopathie behandelt nicht Symptome, sondern bringt eine verstimmte Lebenskraft wieder auf den Weg zur Gesundung.

Akupunktur

Gerade bei chronischen Schmerzen hat sich die Akupunktur bewährt. Die Heil-

(Selbst-)Hypnose

Auch mit Hypnose können Schmerzen gelindert und Heilungsprozesse unterstützt werden. Dazu ein Fallbericht, in dem Stella Nkenke ihre Genesung durch Selbsthypnose beim CRPS beschreibt: »So hatte ich fünf Monate nach dem Unfall bereits alle Schmerzmittel abgesetzt und die Beweglichkeit in den Fingern vollständig wiedererlangt. In den darauffolgenden zwei Monaten normalisierte sich die gestörte Sensibilität der Haut und die Haare am Handrücken fielen schlagartig aus. Am längsten brauchte ich, um das Fremdheitsgefühl des Armes zu überwinden. Bis auf leichte motorische Einschränkungen im Handgelenk, die durch die Fraktur selbst bedingt sind, ist die Symptomatik des CRPS acht Monate nach dem Unfall komplett verschwunden.« Aufgrund dieser Erfahrung beschreibt sie Selbsthypnose als sinnvolle Therapieergänzung und plädiert für »kompetente Anleitung zur Durchführung von täglichen Selbsthypnoseübungen, die dem Patienten mehr Eigenverantwortung und Heilungsperspektive in seiner misslichen Situation geben können, gleichzeitig aber auch Eigeninitiative erfordert«.[98]

praktikerin Birgit Kriener fasst zusammen, was die Akupunktur vermag: Entzündungen abzuschwächen, Immunfunktionen zu regulieren, schmerzlindernd zu wirken, bei Stress, Angst und Depressionen regulierend einzuwirken, die Schlafqualität zu verbessern, das Energieniveau des Behandelten zu erhöhen und grundsätzlich die Lebensqualität zu steigern.[99] Da die klinischen Symptome und Manifestationen sich bei jedem Menschen verschieden äußern, ist die Akupunkturbehandlung ganz individuell auf den einzelnen Menschen zugeschnitten. Bei der Pathogenese vom CRPS spielen aus Sicht der TCM zwei Aspekte eine Rolle: Stagnation und Behinderung von Qi und Blut und Disharmonie von Yin und Yang.

Spiegelakupunktur

Hochinteressant finde ich im Zusammenhang mit einem CRPS die Spiegelakupunktur. Wie die Spiegeltherapie (Seite 67) funktioniert, und dass damit bei CRPS gute Fortschritte zu erzielen sind, wurde schon beschrieben. Anabelle Janssen von der BG Unfallklinik Murnau erläutert in einem Artikel den Therapieansatz der Spiegelakupunktur und beschreibt, dass laut einer Studie zwar »auf die Bewegungseinschränkung und Berührungsempfindlichkeit (…) durch die Spiegelakupunktur kein positiver Einfluss genommen werden« konnte, dass damit aber vor allem im akuten Stadium eine deutliche Schmerzreduktion zu erzielen sei.[100] Das ist doch mal eine gute Nachricht!

Bei der Spiegelakupunktur werden die Nadeln nicht direkt in die betroffene Extremität gesetzt, denn dies wäre für viele Betroffene im Akutstadium schlecht auszuhalten. Wie bei der Spiegeltherapie ist die betroffene Hand (bzw. der Fuß) hinter dem Spiegel verborgen und die Betroffene betrachtet im Spiegel das Spiegelbild der gesunden/nicht betroffenen Hand (bzw. Fuß), an der die Akupunkturnadeln gesetzt werden. Durch das visuelle Feedback kann eine deutliche Schmerzreduktion erreicht werden. Zudem nähert sich die Hauttemperatur wieder an – ein objektiv messbarer Beweis für die Wirksamkeit der Methode.

Ohrakupunktur

Eine weitere Methode der Akupunktur ist die Ohrakupunktur, deren Wirkung auf korrespondierenden Wechselwirkungen zwischen bestimmten Punkten auf dem Ohr und dem Körper beruht.

Gerade im akuten Stadium, wenn die betroffene Extremität überhitzt, geschwollen, berührungsempfindlich ist und sehr stark schmerzt, können Spiegelakupunktur und Ohrakupunktur – unter Umständen auch in Kombination miteinander – das Behandlungsspektrum zur Schmerzreduktion beim CRPS deutlich erweitern.

Im Internet finden sich etliche Berichte von CRPS-Betroffenen darüber, dass Akupunktur bei ihnen nicht zu einer Schmerzreduktion oder einer anderen Verbesserung der Symptome geführt hat. Der Ansatz über Spiegel und Ohr scheint mir da auf jeden Fall eine sehr interessante und erwägenswerte Option zu sein.

Apps und elektronische Spiele

Apps und elektronische Spiele fasse ich hier zu einem Punkt zusammen, denn sie liegen irgendwo im Grenzbereich zwischen rehabilitativen Therapien und Hilfe zur Selbsthilfe, der ich mich anschließend widme.

Recognise Hand

Die App »Recognise Hand« für iOS und Android habe ich oben bereits im Zusammenhang mit der Graded Motor Imagery erwähnt. Sie können sie auf das Smartphone oder Tablet laden und damit jederzeit und überall selbstständig trainieren (im Wartezimmer, im Bus, sooft sich am Tag ein kurzer Leerlauf ergibt). Neben zwei Spielen zur Rechts-Links-Erkennung gibt es auch noch ein Hände-Memory. Alle Spiele gibt es in verschiedenen Schwierigkeitsstufen, und die Fortschritte werden dokumentiert. Das finde ich sehr nützlich, denn die Fortschritte sind ja manchmal so klein, dass wir glauben, es ginge gar nicht voran.

CRPS-App

Die Firma Routine Health hat in Zusammenarbeit mit der BG Klinik Duisburg eine CRPS-App entwickelt, eine appbasierte multimodale Rehabilitationsplattform, die sich an den Empfehlungen der DGN-Leitlinien für CRPS orientiert. Die Module (etwa Trainingsspiele, Links-Rechts-Erkennung, Spiegeltherapie, Entspannungsübungen und ein Schmerztagebuch) sind eine Kombination aus Physio- und Ergotherapie. Leider gibt es die CRPS-App bislang nur für iOS, doch ein ipad, einen Spiegel und weitere Therapiematerialien bekommen die Patienten von Routine zur Verfügung gestellt, und geschulte Therapeuten unterstützen sie bei der Ausführung. (Mehr Informationen dazu im Serviceteil, Seite 135.) Berufsgenossenschaft und Unfallkassen übernehmen die Kosten der App für CRPS-Erkrankte, die während der Arbeit oder auf dem Weg dorthin einen Unfall erlitten haben oder an einer Berufskrankheit leiden. Doch mit dem im Dezember 2019 in Kraft getretenen Digitale-Versorgung-Gesetz wurden die Grundlagen dafür geschaffen, dass geprüfte Gesundheits-Apps auch im Rahmen der gesetzlichen Krankenversicherung verordnet werden können.

Elektronische Geschicklichkeitsspiele

Von der Handtherapeutin Uschi Crotogino stammen neben den etablierten Tipps auch die folgenden für elektronische Geschicklichkeitsspiele, die auf unterhaltsame Weise die Hand trainieren. Sie können Ihr Tablet oder Ihr Smartphone nutzen, um die Augen-/Hand-Koordination und die Reaktionsfähigkeit zu schulen und Handgelenk und Finger beweglicher zu machen:

- Bei Rock & Troll (für iOS) und Classic Labyrinth 3d bzw. Classic Labyrinth 3d Maze 2 (für Android) müssen Sie das ganze Tablet oder Smartphone kippen und neigen, um eine Kugel durch ein Labyrinth zu rollen.
- Bei Stack (für iOS und Android) müssen einfliegende Klötze oder Blöcke auf einem Turm gestapelt werden.

Exergames

Mit Exergames – Bewegungsspielen mit gesundheitlicher Zielsetzung oder computer- bzw. videobasiertem »Serious Gaming« – wird das Behandlungsrepertoire durch Technik und IT erweitert. Exergames sind »medizinische Videospiele, die Bewegungsübungen in die Spielumgebung integrieren«.[101] Bei Schlaganfällen, Schädel-Hirn-Trauma und Parkinson belegen zahlreiche Studien bereits die Wirksamkeit von Exergames. Eine erste Machbarkeitsstudie deutet an, dass sie auch beim CRPS eine Option für die Zukunft sein können. »Wenngleich wir weit davon entfernt sind, die genauen physiologischen Mechanismen dieser komplexen Therapieformen verstanden zu haben, so erscheint es neurobiologisch plausibel, die fehlgeleitete perzeptive Verarbeitung somatosensorischer Information im Rahmen von Schmerzerkrankungen wie CRPS mit entsprechenden Verstärkungen oder Modifikationen zu behandeln«, schreibt Dr. Eduard Kraft von der Interdisziplinären Schmerzambulanz im Klinikum der Universität München.[102] Wichtige Faktoren für die Wirksamkeit sind die Steigerung der Motivation durch positive Verstärkung der Therapieerfolge sowie die Ablenkung der Aufmerksamkeit von den oft omnipräsenten Schmerzen. Schöne Vorstellung, Schmerzen spielerisch etwas entgegenzusetzen.

Sophie

Ich lasse mich vom CRPS nicht kleinkriegen

» *Ich bin begeisterte Sportlerin. Bei mir trat CRPS mit 53 Jahren nach einem Sportunfall auf. Ich hatte mir bei einem Sturz beim Bouldern eine Ellenbogenluxationsfraktur am linken Arm zugezogen. Der Unterarm wurde wieder eingerenkt und die gerissenen Bänder und Sehnen operativ versorgt. Ich hatte vor allem nachts Schmerzen, und meine linke Hand schwoll an. Als nach sieben Wochen die Orthoschiene abgenommen wurde, sprach ich beim Arzt wieder meine geschwollene Hand an. Ich spürte, dass da etwas nicht in*

Ordnung ist und fragte den Arzt, ob nicht die Hand ebenfalls bei dem Unfall verletzt worden sein könnte, eventuell gebrochen. Der Orthopäde vermutete aber ein CRPS und verordnete mir eine sofortige Kortisontherapie. Davon hielt ich aber wegen der vielen Nebenwirkungen nicht besonders viel. Ich half mir nun selbst, indem ich die Hand mit Quarkwickeln und kühlschrank-kalten Sektkühlermanschetten kühlte. Meine Physiotherapeutin klebte mir kinesiologische Tapes, die wie eine Art Dauer-Lymphdrainage wirken sollten. Außerdem nahm ich Arnika.

Als Sportlerin habe ich eine Zeitlang gewartet, dass es heilt. Ich war passiv. Und ab der Diagnose CRPS bin ich in den Aktionismus gegangen. Und da es für mein Gefühl nicht so schnell zum Erfolg führte, habe ich gesagt: Hand, ich will, dass du das tust. Und habe also trotzdem wieder angefangen, Sport zu machen. Das hat mir sehr gut getan. Ich konzentrierte mich also ganz auf die Wiederbelebung meiner Hand. Dafür besorgte ich mir Trainingsmaterial: einen Massagering aus Edelstahl, einen Finger-Expander, einen Silikon-Handtrainer und einen Knetball (Seite 112). Trotz den Bewegungseinschränkungen in den Fingern und der Kraftminderung in der linken Hand – und trotz des Verdachts auf CRPS – schrieb mein Orthopäde mich nach acht Wochen arbeitsfähig. Drei Monate nach dem Unfall hatte ich ihn endlich soweit, dass er ein MRT der Hand machen ließ. Darauf waren deutliche Entkalkungen in der linken Hand und Entzündungsherde zu erkennen. Damit war die Diagnose CRPS endlich bestätigt. Ich machte weiterhin das volle Programm: Neben dem auf CRPS abgestimmten Therapieangebot in der Reha – Spiegeltherapie, Rapskneten, Ergo- und Physiotherapie – machte ich auch zu Hause konsequent Gymnastik mit meiner Hand.

Ich lasse mich vom CRPS nicht kleinkriegen. Das Klettern musste ich zwar aufgeben, denn ich kann nicht mehr mit dem Seil umgehen. Meine Hand ist steif, ich habe nur eine gewisse Beugung in der Hand und Kraft auch nicht so. Doch ich kann inzwischen wieder bouldern – in der Halle oder an Felswänden draußen. Im Vergleich zu früher aber nur noch sehr moderat. Ich gehe in die Berge wandern und bergsteigen, und da muss ich auch teilweise hingreifen, und dann habe ich manchmal das Gefühl, ich lege alles auf die rechte Hand, denn auf die Linke kann ich mich einfach nicht verlassen. Teilweise ist es essenziell, ob man sich verlassen kann.

Ich habe immer noch das Gefühl, mein Körper versteht nicht, dass die Hand und der Arm noch da sind. Daran arbeitet ich mit Unterstützung einer Osteopathin. Im vergangenen Sommer habe ich mir eine neue Herausforderung gesucht und das Kitesurfen gelernt. Ich finde, man sollte sich solche Dinge suchen, die einen wieder beflügeln und inspirieren und wo ich richtig merke, meine Hand kommt immer weiter wieder zu mir, weil ich ja mit ihr gemeinsam etwas Neues, etwas Spannendes erfahre. Dieser Sport fokussiert einen, man ist total drin, hochkonzentriert bei der Sache, und diese Konzentration tut gut.

Ich kann nur jedem raten, dass man, wenn man was spürt, hartnäckig sein und sagen muss: »Da stimmt was nicht, ich will, dass mir jemand zuhört.« Man muss so lange hartnäckig sein, bis einem jemand zuhört.

Meine Geschichte, zweiter Teil

Nun möchte ich Ihnen beschreiben, wie es bei mir persönlich weiterging – vom Sommer 2018 bis heute: mit der rechten Hand, meiner Arbeit, meinem Leben ...

OP oder nicht OP, das ist hier die Frage

Die Platte, die mir nach dem Unfall zur Stabilisierung des Handgelenks eingesetzt worden war, sollte nun entfernt werden. Am 5. August 2018 war ich daher in Kiel bei der Handchirurgin. Danach schrieb ich ins Tagebuch:

» *Ob die Hand danach wieder beweglicher ist, kann niemand sagen … Eine gewisse Einschränkung wird auf jeden Fall bleiben, weil der Knochen nicht optimal steht.* «

Doch meine Handchirurgin wollte die OP nicht im heißen Sommer durchführen, sondern schlug vor, bis zum Herbst zu warten. Als OP-Termin wurde der 29. Oktober 2018 verabredet. Doch beim OP-Vorgespräch im Oktober war sie nicht im Haus, und die Kollegin, die sie vertrat, zog den Chef der Handchirurgie zu Rate, und er sprach sich dagegen aus. Das war hart, denn ich hatte ja die Hoffnung gehabt, nach der OP würde es mir ein Stück besser gehen. Außerdem hatte ich die Krankenkasse im Nacken, die regelmäßig nachfragte, wann ich wieder arbeiten könne. Gleichzeitig war ich auch ein wenig erleichtert, denn natürlich hatte ich auch Angst, die OP könnte ein CRPS triggern und es würde alles wieder von vorn losgehen. Das Auf und Ab setzte sich über den Herbst und den Winter fort.

» *9.9.2018: Heute Abend ist mir der Schmerz ins Handgelenk geschossen: zu viel Buntstift-hin-und-her … was das für ein verdammt hartes Jahr war. Die Schmerzen, die (meist überflüssigen) Auseinandersetzungen. Das Ausharren … Viele, viele Tränen. Schmerz-Tränen. Keine Wut-Tränen. Viele blöde Leute unterwegs. Aber auch viel Unterstützung … Danke, Leute, ohne euch wäre ich echt aufgeschmissen gewesen … Und jetzt höre ich auf zu schreiben, ich habe das Handgelenk eindeutig überfordert: Der Schmerz schießt.* «

Doch insgesamt stabilisierte sich die Situation so, dass meine Handchirurgin und ich Mitte Januar 2019 beschlossen, die OP jetzt doch zu wagen. Seit dem Unfall war immerhin ein Jahr vergangen.

» *15.1.2019: Neuer OP-Termin 20.02. … Und wenn es danach nicht besser wird, dann weiß ich dann jedenfalls, dass es so ist, wie es eben ist. Dann ist es dann eben so. Schlechter wird es schon nicht werden.* «

Am Mittwoch, 20.2.2019 wurde – wegen des CRPS stationär – die Materialentfernung durchgeführt.

» *25.2.2019: Am Donnerstag gegen 11 Uhr war ich schon wieder zu Hause. Und dann war ich echt leichtsinnig. Ich habe E-Mails beantwortet und dies und das rumgewerkelt. Ich habe mich einfach super gut gefühlt. Am Freitagabend fing die Hand an, taub zu werden, zu kribbeln, die Finger wurden dick und unbeweglich … Am Ende ist H. am Samstagmittag mit mir nach Kiel in die Notaufnahme gefahren, wo ein Handchirurg meinte, es sei alles im grünen Bereich, ich müsse mir keine Sorgen machen. Ich solle die Hand schonen, kühlen, hochlegen, ausreichend Schmerzmittel nehmen, Lymphdrainage machen, dem Ganzen Zeit geben. Ich weiß wirklich nicht, was mich geritten hat, nicht auf die Hand zu achten … Ich war wohl von den Schmerzmitteln so … Keine Ahnung, was ich war, jedenfalls nicht bei Verstand.* «

Es dauerte. Und es dauerte um einiges länger, als ich gedacht hatte. Noch Anfang März hatte ich große Probleme.

» *8.3.2019: Freitag (1.3.2019) war alles gut, bis abends, da brach die Hölle aus. Die Hand wurde vom Handballen an taub. Die Finger kribbelten. Die Hand schwoll an … Dann eine Woche viele Schmerzmittel, konsequent hochlagern, kühlen, so gut es ging … Nichts tun. Nichts lesen können. Kopf dumpf … Manche Nächte nicht geschlafen, manche Tage total k.o. gewesen … Bis Dienstag dieser Woche die Schmerzmittel wieder reduziert, am Ende auch Pregabalin weggelassen. Mittwochmorgen gegen 5 Uhr ein Wahnsinnsschmerz an der notorischen Stelle im Handgelenk, als würdest du mir mit der Axt das Gelenk entzweischlagen. Aus dem Schlaf gerissen. Brutal. An der Stelle, wo der Faden rauskam, war es auch gerötet. Ich hatte das Gefühl, es wird Zeit, dass er rauskommt … 8.3.2019 Nach dem Fädenziehen vor zwei Tagen war die Hand zuerst sauempfindlich. Aber es wird von Tag zu Tag ein wenig besser. Ganz gemächlich. Nachts wieder nasse Lappen, tagsüber Quark … Die große Sorge nach der OP, das Handgelenk könnte noch steifer werden, CRPS zurückkommen, keine Verbesserung mehr zu erreichen sein. Ich sollte mir nicht zu viele Sorgen machen. Es braucht noch viel Geduld und Zuwendung und Arbeit, aber etwas ist sicher noch zu erreichen.* «

Erst ungefähr vier Wochen nach der Materialentfernung stabilisierte sich die Situation ganz allmählich.

» *21.3.2019: Also, mit der Hand wird es peu à peu immer besser. Es gibt noch einschießende Schmerzen, die gewohnte Stelle, aber nicht mehr viele. Kühlen tut nach wie vor sehr gut … Ob und wie viel Beweglichkeit ich noch mal ins Handgelenk kriege, wird sich zeigen. Ich putze wieder Zähne mit der Hand und kann auch wieder laut in die Hand klatschen. 27.3.2019: Der Hand geht es sichtlich von Tag zu Tag besser. Am Samstag war sie zerkratzt von der Gartenarbeit, aber glücklich.* «

Ich kann – eingeschränkt – wieder arbeiten

Am 1. April 2019 fing ich mit meiner freiberuflichen Arbeit als Übersetzerin wieder an, zunächst zwei Stunden am Tag; ab Anfang Mai dann vier Stunden am Tag. Leider stieß ich unerwartet schnell an meine Grenzen. Anfangs habe ich diktiert, aber so ein Diktierprogramm ist auch nicht der Weisheit letzter Schluss: Eigennamen und Wörter, die das Programm nicht kennt, schreibt es bevorzugt falsch. Ich tippe blind mit zehn Fingern, aber plötzlich schlichen sich seltsame Fehler ein: Die Finger der einen Hand waren schneller als die der anderen, ich tippte also statt »Folgeproblematik« »Fo**g**le**p**ro**b**e**l**matik«. Schlimmer war aber, dass ich plötzlich Rechtschreibfehler wie »**V**olgepro**p**lemati**g**« produzierte, also Fehler, die etwas mit dem Klang der Wörter zu tun haben. Als würde ich gerade schreiben lernen und tippen, was ich höre. Eine Art von isolierter Rechtschreibstörung, die mich sehr irritiert hat und die es mir in Kombination mit Konzentrationsproblemen schwer gemacht hat, wieder in meine berufliche Tätigkeit hineinzufinden. Denn für die Hand war es in der ersten Zeit unglaublich anstrengend, die Maus an die entsprechende Stelle zu führen und Korrekturen auf der Tastatur auszuführen. Dabei wurde ich sehr schnell sehr zappelig. Meine Geduld reicht einfach nicht mehr sehr weit, was auch damit zu tun hat, dass vom CRPS der ganze Körper betroffen ist. Und der

Kopf ganz besonders. Die Schreibtischarbeit strengt mich bis heute viel mehr an als früher, und ich muss über den Tag verteilt viele kleine Pausen einlegen.

» *7.6.2019: Mit der Hand geht es irgendwie nicht mehr weiter. Und das ist schon frustrierend. Status quo. Soll das jetzt so bleiben? … Kraft ist da, aber an der Beweglichkeit des Handgelenks hapert es noch sehr.* «

Status quo

Dabei ist es mehr oder weniger bis heute geblieben. Die Schmerzen bin ich so gut wie losgeworden. Aber gewisse Bewegungseinschränkungen im Handgelenk und in den Fingergelenken der rechten Hand sind mir geblieben. Die Faust, genauer gesagt, die kleine Faust, lässt sich nicht ganz schließen. Ich kann das rechte Handgelenk nicht weit genug abwinkeln, um mich mit den Händen aufzustützen, zum Beispiel um die Yoga-Übung »herabschauender Hund« auszuführen. Und auch die Drehung des Handgelenks ist schwierig geblieben: Fürs Wechselgeld halte ich die linke Hand hin, denn von der rechten würde es, weil ich die Hand nicht vollständig aufdrehen kann, herunterrutschen. Und ich kann kein Tablett auf der rechten Hand tragen, nicht mal ein leeres.

Meine Arbeitszeit beträgt also jetzt maximal vier Stunden am Tag, immer mit vielen kleinen Pausen dazwischen. Die Hand ermüdet beim Tippen und beim Arbeiten mit der Maus sehr schnell, dann tut das Handgelenk weh und will in Ruhe gelassen und gekühlt werden. Hinzu kommen die kognitiven Probleme: Wortfindungsstörungen, das Gedächtnis funktioniert nicht richtig, die oben erwähnten blöden Tippfehler. Für meine berufliche Zukunft macht mir das schon ziemlich Sorgen. Ich bin einfach sehr schnell am Limit mit allem.

Ein Antrag auf Teilerwerbsminderungsrente wurde nach umfangreicher Korrespondenz, dem wiederholten Einsenden von Befunden und Arztberichten und einer Begutachtung durch einen Orthopäden, der mich fast zwei Stunden lang gründlich von Kopf bis Fuß untersuchte, tatsächlich positiv beschieden. Es handelt sich um einen relativ kleinen monatlichen Betrag, aber in meiner momentanen Situation ist jeder Euro eine große Hilfe.

Das CRPS hat mich also gezwungen, mein Arbeitspensum anzupassen, Übersetzungen großzügiger zu planen, mir nicht zu viel aufzubürden, öfter mal Nein zu sagen. Meinen Alltag bekomme ich einigermaßen gemeistert, auch wenn mir nach wie vor viele Sachen aus der Hand rutschen, weil ich einfach mit rechts nicht fest genug zugreife. Es ist, als müsste ich die Hand bewusster ansteuern als früher, und das hat sich lange nicht automatisiert.

Insgesamt habe ich das Gefühl, mit dem CRPS nicht mehr so belastbar zu sein, dünnhäutiger, mir ist schnell alles zu viel (Lärm, Menschen). Ich muss gut auf mich achten und mir meine Kraft sorgfältig einteilen. Dies ist jetzt mein Körper, der auf alles, was von außen kommt, unglaublich sensibel reagiert.

Manches geht, manches nicht. Morgens sind die Finger steif und wollen durchbewegt werden. Sie brauchen eine gewisse Anlaufzeit. Ich kann Fahrradfahren, aber keine langen Strecken. Die Gangschaltung an meinem Rad sitzt im rechten Handgriff, da muss ich fest zupacken, um den Griff zu drehen. Auch das Abwinkeln der Hand zum Abstützen mit dem Handballen auf dem Griff quittiert das Handgelenk nach einer Weile mit Schmerzen. Im Frühsommer bin ich mit einer Freundin an einem Nachmittag gut 40 Kilometer geradelt, und das war eindeutig zu viel. Danach war wieder ein paar Tage Kühlen angesagt.

Aber das CRPS hat auch Gutes für mich getan. Zum Beispiel hat es mich zu den »Glücklichen Gegenständen« geführt. Nachdem ich das Jahr 2018 hauptsächlich zu Hause und allein verbracht hatte, nahm ich mir für 2019 vor, ganz bewusst wieder mehr unter Menschen zu gehen. Und dann flatterte eine Einladungs-Mail des »Hamburger writers' room« zu einem illustren Impro-Literatur-Abend mit dem Titel »Glückliche Gegenstände« in mein Postfach. Und ich dachte: Na los! So habe ich am 14. April 2019 mit vier anderen Schreibbegeisterten in einer Bar an einem langen Tisch gesessen und 3-Minuten-Geschichten geschrieben und vorgetragen. Frei improvisiert über die »glücklichen Gegenstände«, die die Zuschauer aus großen Säcken fischten. Es war ein unglaublich lustiger Abend, an dem ich eine bisher unbekannte Seite von mir kennenlernte. Auf dem Heimweg dachte ich ganz beseelt: Du könntest wahrscheinlich noch viel mehr, wenn du es dir nur in den Kopf setzen würdest.

Ohne die lange Krankheitsphase wäre ich nie auf die Idee gekommen, an so etwas teilzunehmen. Ich bin schließlich keine Schriftstellerin. Aber vielleicht liegt in diesem Abend auch ein kleines Samenkorn für das Buch, das Sie gerade in den Händen halten.

In Bewegung bleiben

Im Laufe des Jahres 2019 überkam mich irgendwann der Wunsch, mal wieder so Sport zu machen, dass ich richtig ins Schwitzen komme. Ich schwimme, ich gehe regelmäßig walken, ab und zu gehe ich wandern, und das Radfahren eroberte ich mir um diese Zeit gerade wieder zurück. Aber ich wollte auch wieder joggen. Die Freundin, die mich im Sommer 2018 schon zum regelmäßigen Turnen animiert hatte, war ganz begeistert: Sie schlug mir vor, an Silvester nach Wien zu kommen und mit ihr beim Wiener Silvesterlauf mitzumachen. Zuerst habe ich mich mit Händen und Füßen gewehrt, schließlich läuft sie seit Jahren regelmäßig Marathon und ich ... Doch dann erklärte sie mir, dass der Wiener Silvesterlauf 5,35 km um den Wiener Ring führt und ein Spaßlauf ist. Na, wenn das kein Trainingsziel war! Ich fing also ein behutsames Lauftraining an und steigerte meine Strecke mit der Zeit auf 6–7 Kilometer, die ich bald jeden zweiten Tag lief. Ich kann gar nicht sagen, wie glücklich es mich macht, gemächlich durch Wald und Moor zu traben. Das Laufen gibt mir ein Gefühl von Gesundheit trotz Handicap. Ich kann etwas, obwohl ich manches nicht mehr kann. Außerdem holt das Laufen mich runter, das Gedankenkarussell trudelt aus. Ich werde innerlich ganz still, lausche den Vögeln und den Geräuschen des Waldes, dem Wind über dem Moor. Und ich schwitze und steige hinterher glücklich unter die Dusche.

Und die Runde um den Wiener Ring inmitten von mehr als 5000 Läufern an Silvester 2019 war einfach ein wunderbarer Jahresabschluss.

Im Corona-Sommer 2020 war an Verreisen nicht zu denken, und deswegen habe ich mir ein SUP-Board gekauft und bin damit – im Sitzen – regelmäßig über den See gepaddelt. Das Paddeln im Stehen habe ich mir nicht zugetraut, denn der lange Hebel erfordert ziemlich viel Kraft. Doch im Sitzen entspannt es mich, und es kräftigt ganz nebenbei Arm- und Rumpfmuskulatur; ich bin draußen und lasse die Seele auf dem stillen Wasser zur Ruhe kommen.

Im folgenden Kapitel habe ich alles zusammengetragen, was Betroffene für sich tun können, um dem CRPS nicht das Feld zu überlassen. Um dieser Erkrankung freundlich, aber energisch und stur etwas entgegenzusetzen.

Hilfe zur SELBSTHILFE, praktische Tipps

Wie kann es mit und nach dem CRPS weitergehen? Wer und was hilft? Um den Alltag zu gestalten und um wieder – wenn auch vielleicht nur noch eingeschränkt – zu arbeiten.

Selbstfürsorge

Gut für sich zu sorgen, ist ein wichtiges Thema beim CRPS. Sich selbst eine gute Freundin sein. Sich motivieren, aber nicht zu sehr unter Druck setzen.

Bei den Gesprächen mit anderen Betroffenen über ihre Erfahrungen mit dem CRPS habe ich wunderbare Menschen kennengelernt, die diese komplexe Erkrankung alle auf ihre ganz eigene Art und Weise bewältigt haben. Ich bin dankbar, dass sie ihre Erfahrungen mit mir geteilt haben, und freue mich sehr, dass Clara, Mia und Sophie so freimütig in diesem Buch berichten. Ihre Tipps zur Selbsthilfe fließen auch in dieses Kapitel ein. Sie haben mir mit ihren Geschichten gezeigt, dass es möglich ist, dieser Erkrankung etwas entgegenzusetzen, ohne Druck von außen, ohne Drohungen, ohne am CRPS zu verzweifeln. Mit ein bisschen Mut und sehr viel Fantasie hat jede von ihnen ihren eigenen Weg gefunden. Denn so vielfältig die Verläufe und Erscheinungsformen vom CRPS sind, so vielfältig sind auch die Möglichkeiten, etwas für sich zu tun.

Inzwischen ist Ihnen sicher klar geworden, dass man bei dieser Erkrankung sozusagen dagegenhalten muss. Dass man also etwas tun muss, um eine Chronifizierung zu verhindern oder dieser zumindest entgegenzuwirken. Ich habe es am eigenen Leib erfahren und es auch bei den Gesprächen mit den anderen Betroffenen bestätigt bekommen, dass wir sehr viel Eigeninitiative entwickeln müssen. Das ist schwer, wenn Schmerzen und Bewegungseinschränkungen das Leben beherrschen. Doch selbst die kleinste Kleinigkeit, die Sie für sich tun, kann dazu beitragen, dass Sie besser mit dieser Erkrankung fertig werden. In der ersten, hochakuten Phase mag Ihnen das unmöglich erscheinen, denn wenn Hand oder Fuß heiß werden, anschwellen und über die Maßen schmerzen, ist die Hilflosigkeit groß.

» *13.2.2018: Die Genesung geht langsam voran, sehr langsam. Viel Geduld. Viel Selbstmitgefühl … Das Stillsitzen fällt mir ungeheuer schwer, das Aushalten, das Innehalten, das Hilflos-Sein. Mir geht es immer besser, wenn ich etwas tun kann. Zur Untätigkeit verdammt, kratze ich schnell an der Tapete. Das halte ich gar nicht gut aus. Aber das Heilen ist ein Prozess, und der Prozess braucht Zeit … Dass die Hände so wenig tun können, jede für sich allein. Man glaubt es kaum.* «

Und dennoch: Sie können etwas tun. Den allerersten Schritt haben Sie schon getan, denn Sie haben zu diesem Buch gegriffen. Sie haben sich informiert. Sie wissen jetzt, womit Sie es zu tun haben und welche Therapien sinnvoll sind.

Hier möchte ich Ihnen nun noch einiges vorstellen, was Sie selbst – außerhalb von Therapiestunden – für sich tun können. Suchen Sie sich das heraus, was für Ihre individuelle Situation in diesem Augenblick passt. Womit Sie zurechtkommen und womit Sie hier und heute vielleicht ein kleines Stück weiterkommen. Für sich.

Informieren …

… ist extrem wichtig. Aber Sie müssen auch lernen, Informationen zu sortieren und zu bewerten. Mia fand im Internet vor allem Schauergeschichten: »Das hat mich anfangs auch verzweifeln lassen. Da habe ich gedacht, das ist ja ganz schlimm, das wird ja nie wieder was.« Denn ihr war klar, dass ihre Hand versteifen würde, wenn sie nichts unternimmt. Und das macht Angst. Wir müssen uns bewusst machen, dass die im Internet geschilderten individuellen Erfahrungen und Erlebnisse eben einfach persönliche Geschichten sind. Oft verstärken die gefundenen Informationen eher die Ängste, als dass sie uns helfen. Auch Sophie wollte sich im Internet über die Erkrankung informieren: »Natürlich schaue ich ins Internet, was dieses CRPS-Syndrom, das früher Morbus Sudeck genannt wurde, sein soll. Und es graut mir.« Clara betont, man müsse das Wissen immer wieder auf den neuesten Stand bringen und fügt als Beispiel an, dass DMSO-Salbe vor 8 Jahren quasi noch unterm Ladentisch verkauft wurde.

Mir hat in einer schwierigen Situation ein langes Telefonat mit einem Mitglied der Bremer Selbsthilfegruppe sehr weitergeholfen. Und wenn die vielen Informationen aus dem Netz Sie verwirren und überfordern, sprechen Sie mit jemandem darüber oder verabreden Sie mit sich selbst eine Begrenzung der Recherchezeit. Für die Ohren gibt es einen neuen Podcast: 3 Köpfe 5 Beine. Einmal im Monat bieten die Macher in 30 Minuten fachliche Hintergrundinformationen, Erfahrungsberichte und Diskussionen zu neuropathischen Schmerzen. Sowohl bei Spotify als auch bei iTunes. Ohren auf! Reinhören! Kommentieren!

Gesunder Egoismus

Das Wichtigste ist in meinen Augen, dass Sie gut für sich sorgen. Auf den Körper hören. Dass Sie sich in die erste Reihe stellen und sagen, was Sie brauchen. Dass Sie andere bitten, für Sie da zu sein. Dass Sie die Erkrankung annehmen. Sie ist real. Sie verschwindet nicht einfach wieder. Es hat keinen Sinn, sie zu leugnen. Üben Sie die Akzeptanz der Erkrankung und den liebevollen Umgang mit der betroffenen Hand/dem betroffenen Fuß. Und wenn Ihnen das einmal nicht gelingt, dann seien Sie nachsichtig mit sich selbst. Setzen Sie am nächsten Tag wieder neu an. Diese schmerzende Extremität, die einfach macht, was sie will, die sich jeder Regulation durch den Kopf widersetzt, ist immer noch Teil des eigenen Körpers. Die Erkrankung ernst zu nehmen, ohne unter der Last der unsicheren Prognose zusammenzubrechen, ist ein schwieriges Unterfangen – und leichter gesagt als getan.

Ich habe das CRPS so erlebt, dass ich einerseits aktiv etwas für meine Genesung tun musste, während ich gleichzeitig unbedingt darauf achten musste, den Druck rauszunehmen. Das ist eine schwierige Gratwanderung. Ich bin selbstständig. Mir saß die Angst im Nacken: Wenn die rechte Hand versteift, kann ich meinen Beruf womöglich gar nicht mehr oder nur noch sehr eingeschränkt ausüben.

Hilfe im Netz

Beim Einordnen der Informationen hilft Ihnen vielleicht ein persönliches Gespräch. Schauen Sie auf den im Serviceteil (Seite 135) genannten Websites nach, ob Sie bei einer CRPS-Selbsthilfegruppe einen Ansprechpartner finden oder es eine Gruppe in Ihrer Nähe gibt.

Auf den Seiten finden Sie neben einer Fülle an Informationen zu verschiedensten Aspekten vom CRPS auch Ansprechpartnerinnen, die Ihnen regionale Kontakte vermitteln und Fragen zu Therapieeinrichtungen in Ihrer Umgebung beantworten können.

Den Druck rausnehmen

Doch wenn eines klar ist, dann, dass ein CRPS Zeit braucht. Auch andere Betroffene erzählen, dass der Heilungsprozess nicht zu beschleunigen ist. Der Versuch, Druck auszuüben, geht dann nach hinten los: Die Situation verschlimmert sich eher, als sich zu bessern. Es treten mehr Schmerzen oder stärkere Bewegungseinschränkungen auf. Jeder Tag und jede Situation hat mich von Neuem gefordert zu entscheiden, ob es jetzt und hier richtig und gut ist, etwas zu tun, oder ob es hier und heute zu viel ist, ich es aber morgen wieder versuchen kann. Das ist mir an manchen Tagen besser gelungen als an anderen. Es war ein permanentes Hin und Her zwischen Fordern und Loslassen.

» *19.7.2018: Ich bin in den letzten Monaten durch so ein tiefes Tal gewandert, ich darf mir jetzt keinen Druck machen. Keinen!* «

Bei Clara kam eine Zeit, da hatte sie das Gefühl, die Hand nimmt ihr ihr Leben weg. Sie hatte das »Bedürfnis, die Hand in ein Tuch an den Körper zu legen und aus dem Fokus zu nehmen, also nicht zu bewegen, aber das ›darf‹ man ja nicht.« Sie erzählt, sie musste »die Hand ab und zu in eine Schlaufe legen und mental entspannen – jetzt bist du nicht dran –, damit ich Freiheiten entwickeln und auch wieder arbeiten konnte.« Clara nennt es einen »Lernprozess, sich die Pause zu nehmen« nach dem Motto: »Das brauche ich, ab und zu muss ich mich auch mal von der Hand distanzieren.« Nach anderthalb Jahren war das ein erster Schritt zum friedlicheren Umgang mit der Erkrankung.

Der eigenen Wahrnehmung vertrauen zu lernen, ist für mich das A und O beim CRPS. Zu lernen, dass ich dem vertrauen kann, was der Körper mir sagt. Der Hand zuzuhören. Zu lauschen, was sie mir zu sagen hat. Was sie gerade braucht: Bewegung, Kühlung, Schmerzsalbe, Katze streicheln … Es hat eine ganze Weile gedauert, doch irgendwann wusste ich es und konnte es auch selbstbewusst vertreten: Was mein Körper bzw. die Hand sagt, darauf ist Verlass. Wenn bestimmte Bewegungen nicht möglich sind, ohne dass die Hand hinterher stundenlang heiß ist, extrem schmerzt und pocht, dann lasse ich diese Bewegungen sein.

Als ich mich jetzt, zweieinhalb Jahre später, mit meiner ersten Ergotherapeutin Ulrike Schwuchow treffe, um sie zu interviewen, will sie zunächst einmal wissen, wie alles weitergegangen ist, nachdem sie nicht mehr zu mir zum Hausbesuch kam. Ich erzähle ihr, dass im Februar 2019 die Platte entfernt wurde und dass danach hier an dieser Stelle – und dabei zeige ich auf einen bestimmten Punkt am Handgelenk – die Schmerzen aufhörten. Das war der größte Fortschritt nach der Entfernung der Platte. Und sie lacht und sagt: »Ich sehe dich noch vor mir, wie du schon damals, ganz am Anfang, genau auf diesen Punkt gezeigt hast und gesagt hast, dass da immer wieder die Schmerzen einschießen. Da siehst du mal, das ist ein gutes Beispiel dafür, dass man der eigenen Wahrnehmung trauen kann.« Mir bleibt fast die Luft weg, denn daran kann ich mich gar nicht mehr erinnern. Wie schön, dass sie das noch weiß. Ja, stimmt, ich habe immer wieder auf diesen einen Punkt gezeigt und gesagt: »Hier schießen die Schmerzen ein. Da tut es immer wieder weh.«

Stichwort gesunder Egoismus: Ich frage Mia, welchen Rat sie anderen Betroffenen geben würde. Sie antwortet: »Konzentrier dich auf dich selbst. Üb keinen Druck aus. Lern, dich abzugrenzen, und sag erstmal: Du bist wichtig. Auch wenn andere meinen ›reiß dich zusammen‹ oder ›stell dich nicht so an‹, ›ist ja nicht so schlimm, andere haben was viel Schlimmeres‹ ... Das ist ja alles richtig, aber diese Aussagen helfen mir in meiner Situation nicht.«

Mit Stress umgehen, entspannen

Ich komme von der Therapie oder vom Arzt und bin ganz zerfusselt, weil ich wirr im Kopf bin, Angst um meine berufliche Zukunft habe, und die Krankenkasse hat auch schon wieder angerufen ... Dann muss ich runterkommen ins Hier und Jetzt, um den Alltag zu bewältigen. Was mir dabei hilft, ist nicht unbedingt das, was Ihnen hilft, denn das ist von Mensch zu Mensch sehr unterschiedlich. Für den einen ist es eine Meditation, für den anderen eine Tasse Tee oder ein Waldspaziergang, für den dritten ein Telefonat mit einem vertrauten Menschen.

Gerade beim CRPS ist es wichtig, aus dem Stresskreislauf aus Schmerz, Versagensgefühlen und Zukunftsangst herauszukommen. Denn Stress verstärkt die Symptome und verlängert den Heilungsprozess. Entspannung kann helfen, den Druck rauszunehmen; und das ist dringend nötig.

Eine gute Methode der Entspannung ist eine ruhige und effektive Atmung, denn die Atmung wirkt direkt auf die Psyche. Doch das ist leichter gesagt als getan. Ich ertappe mich oft dabei, dass ich selbst in ganz normalen Alltagssituationen, in denen ich bewusst keinen Stress wahrnehme, nur sehr flach atme, was aber eigentlich ein Anzeichen für Stress ist. Es würde zu weit führen, hier ausführlich darzulegen, was ich über den Selbstheilungsnerv, den Vagus-Nerv, die Polyvagaltheorie, kohärentes Atmen und die Herzratenvariabilität erfuhr, als ich mich auf die Suche nach den Zusammenhängen machte. Aber so viel sei gesagt: Mit einer einfachen Atemübung – 5 Sekunden einatmen, 5 Sekunden ausatmen über 10–12 Minuten – kann ich sehr gut zur Ruhe kommen und mich hervorragend entspannen. Dazu lege ich mich auf den Boden, stelle mir eine kleine Uhr in

CRPS-Meditationen auf CD

Speziell für CRPS-Betroffene hat die Firma »Humanity in Motion« zwei CRPS-Meditationen auf CD aufgenommen, die helfen können, besser mit den Schmerzen umzugehen und das Schmerzempfinden zu reduzieren. Nach einer Einführung folgen zwei 24 bzw. 22 Minuten lange Meditationen. Die erste, »Selbstöffnung zur Heilung«, ist ein Angebot zur Öffnung für die Heilenergie, die Sie auf das Anhören der zweiten »Reise zu deiner Heilquelle« vorbereitet. Die Worte sind mit leiser Musik unterlegt, die beim Entspannen hilft und für die sanften Worte öffnet. Ich finde, die CD ist sehr schön gesprochen und die Musik passend und entspannend. Probieren Sie es aus. Weitere Informationen finden Sie im Serviceteil (Seite 135).

die Nähe des Ohrs, damit ich das Ticken der Sekunden höre, und stelle mir einen Timer auf 10 oder 12 Minuten. Danach bin ich jedes Mal frisch und entspannt. Es gibt sogar Atem- und Entspannungs-Apps, die dabei helfen.

Es gibt noch unendlich viele andere Methoden zum Entspannen: Feldenkrais, Achtsamkeitstraining, Autogenes Training, Meditation, Klopfakupressur, Yoga, Tai-Chi, Qigong, um nur einige zu nennen. Falls Sie schon Erfahrung mit dem einen oder anderen haben: wunderbar. Bauen Sie es fest in Ihren Tagesablauf ein. Falls nicht, probieren Sie etwas aus, was Sie anspricht. Erwarten Sie beim ersten Mal keine Wunder und probieren Sie nicht jeden Tag etwas Neues aus. Bleiben Sie bei einer Sache, die möglichst einfach ist, und machen Sie diese täglich. Die Entspannung tritt mit der Zeit schneller ein und ist auch nachhaltiger, als wenn Sie ständig wechseln. Auch hier gilt: Und wenn es nur fünf Minuten am Tag sind, sie tun ihre Wirkung.

Spaß haben – kreativ sein

Nehmen Sie ein altes Hobby wieder auf oder suchen Sie sich ein neues. Irgendetwas, was Sie mit den Händen tun können – ob Gartenarbeit, Plätzchen backen, Makramee oder Holzschnitzen. Fangen Sie behutsam an und steigern Sie den Schwierigkeitsgrad.

Ich weiß nicht, was ich getan hätte, wenn ich die Kunst nicht gehabt hätte. Am 18. April 2018, also ganz genau drei Monate nach dem Unfall, habe ich auf meinem Blog einen Beitrag gepostet, auf dem geklebte Collagen zu sehen sind. Später wurde aus einigen dieser Seiten ein Künstlerbuch. Einen Teil der geklebten

Blätter habe ich auch weggeworfen, aber das spielt keine Rolle. Denn es ging mir allein darum, etwas zu tun, mich überhaupt fähig zu fühlen, etwas mit den Händen zu bewerkstelligen und so darin zu versinken, dass alles andere ringsum unwichtig wird. Das nennt man heutzutage Flow.

Clara hat nach zwei Jahren angefangen, Klavier zu spielen. Ihr altes Instrument, die Gitarre, kann sie bis heute nicht spielen, weil man dabei die linke Hand so anspannen muss. Ich muss schmunzeln, als Clara erzählt, wie sie mit ihrer Hand verhandelt hat, als sie unbedingt Klavierspielen lernen wollte. »Die Impulse kamen nicht bei den Fingern an, die Hand war verkrampft, ich musste an oder über die Grenze des Schmerzes gehen und mit der Hand ›verhandeln‹, mit dem Schmerz der Hand: Das musst du jetzt mal akzeptieren. Du machst da Sachen, die ich nicht gut finde, da darf ich doch wohl mal ›blöde Hand‹ sagen.«

Auch Clara findet, man müsse einen guten Mittelweg finden und sich die Dinge, die man gern macht, wieder erschließen, oder Neues finden: »Das ist wichtig für die Lebensqualität. Etwas, was Freude macht. Dann wird nicht alles vom CRPS kaputt gemacht.« Bei ihr ist es die Arbeit, die ihr auch nach über dreißig Jahren noch große Freude bereitet, und das Klavierspielen, bei Sophie das Kitesurfen, bei mir das Joggen und die Kunst. Das Puzzeln. Greifen Sie also zu etwas, was Sie interessiert.

Zum Glück fiel mir ein, dass ich als Teenager sehr gern gepuzzelt habe, und so habe ich mir einige 1000-Teile-Puzzles bestellt und mich damit an den Tisch gesetzt. Anfangs ging das Sortieren und Legen nur mit der linken Hand, während die rechte Hand anschwoll, heiß wurde und klopfte. Nach spätestens 20 Minuten ging nichts mehr und ich musste mich hinlegen und die Hand hochlagern, damit sie sich beruhigen konnte. Diese Intervalle konnte ich immer mehr verlängern, und irgendwann war die rechte Hand so weit, dass sie wieder mitmischte und ich die Teile tatsächlich wieder behutsam mit Daumen und Zeigefinger greifen konnte. Puzzleteile sind fein und leicht, das war ein super Training für die Feinmotorik. Und ich bin drangeblieben, weil ich es sehr gern mache. Ich wurde es nicht müde. Außerdem ist Puzzeln gut für den Kopf (Formen und Farben erkennen und identifizieren, was zusammenpassen könnte) und für die Konzentration. Heutzutage müssen es auch keine bayerischen Schlösser mehr sein, es gibt zum Beispiel sehr, sehr schöne Kunstpuzzles.

Und dann – ich gebe es zu – habe ich mir Legosteine besorgt. Ich bin schier ausgeflippt, als ich entdeckte, wie schön und vielfältig Legos in Form und Farbe heute sind. Die schönen Steine haben mich ungeheuer motiviert, daraus etwas zu bauen. Natürlich mit der CRPS-Hand, was sonst.

Handarbeiten sind auch etwas für Männer. Spätestens seit die Bücher von Strikkedukker, den beiden Norwegern Arne und Carlos, auch auf Deutsch veröffentlicht wurden, greifen Männer selbstbewusst zu den Stricknadeln. Über die heilende Kraft des Strickens und wie ich mich dem angenähert habe, habe ich vorn schon geschrieben. Anfang März 2018 – zwei Monate nach dem Unfall, etwa drei Wochen nach der CRPS-Diagnose – habe ich mir Stricknadeln der Stärke 8 bestellt und entsprechend dicke Wolle. Und dann habe ich 20 cm-Quadrate gestrickt, die irgendwann zu einer Decke zusammengenäht werden sollen.

Vor ungefähr vier Wochen habe ich eine Box mit einem Häkelprojekt vom Dachboden geholt, das ich im Sommer 2017 angefangen hatte und das mit dem Handgelenkbruch im Februar 2018 abrupt zum Erliegen gekommen war: eine Granny-Square-Decke aus Baumwollgarn in 60 verschiedenen Farben. Ich werde häkeln, bis die Wolle alle ist. Am liebsten wäre mir, die Decke wird am Ende 150 × 200 cm, und da meine Quadrate nur 7 cm Kantenlänge haben, brauche ich dafür rund 600 Quadrate. Das kann also noch dauern, aber ich bin wieder dran, und das freut mich ungemein.

Eine Freundin von mir hat sich die Technik des Korbflechtens mit Altpapier erarbeitet und fertigt wunderschöne Körbe und Schalen. Sophie hat in der Reha das Makrameeknüpfen geübt. Sie schreibt:

»Fast täglich habe ich während der Ergotherapie jeweils 40 Minuten lang an einer hübschen Eule geknüpft. Und das Werkeln ging täglich besser von der Hand!«

Verarbeiten durch Schreiben

Das Schreiben war, wie ich schon berichtet habe, für mich immens wichtig. Ich kann mir vorstellen, dass es selbst für Menschen, die nicht regelmäßig Tagebuch führen, spannend und hilfreich sein kann, eine Art CRPS-Tagebuch zu führen oder sich CRPS-Notizen zu machen. Ich muss feststellen, dass ich in zwei Jahren sehr vieles schon wieder vergessen habe. Was eigentlich gut ist, man möchte ja nicht unablässig von Erinnerungen an Schmerzen und Einschränkungen belastet werden. Aber auch während der akuten Zeit war es manchmal schwer, Therapiefortschritte wirklich zur Kenntnis zu nehmen. Wenn es Ihnen aber gelingt, sich jeden Abend für 10 Minuten oder zwei- bis dreimal die Woche für eine halbe Stunde hinzusetzen und aufzuschreiben, was an dem Tag oder in den letzten Tagen gut gelungen ist, welche Therapie Ihnen gut getan hat, ob die Dosierung der Schmerzmedikation sich verändert hat und so weiter, können Sie anhand dieser Aufzeichnungen den Verlauf genauer nachvollziehen und sehen, wo und wie Sie Fortschritte gemacht haben. Und Sie können Ihren Therapeutinnen und Ihrer Ärztin genauere Rückmeldung geben.

Natürlich können Sie auch den Frust rauslassen und sich mit ein paar Worten Luft machen. Aber schreiben Sie unbedingt auch Sachen auf, die nichts mit dem CRPS zu tun haben und Ihnen vielleicht Freude bereitet oder Spaß gemacht haben. Ein CRPS führt leicht in die Isolation, da tut es gut, sich anhand der Aufzeichnungen daran zu erinnern, dass die Freunde aus dem Yogakurs zu Besuch waren oder XY angerufen hat.

Die Sinnfrage

Eine Freundin fragte mich am Telefon, ob ich der Erkrankung irgendeinen Sinn abgewinnen könne, ob die Erkrankung mir etwas sagen wolle. Ich wusste darauf nicht so recht etwas zu antworten, denn wenn man nach der Botschaft einer Krankheit fragt, ist man sehr schnell versucht zu vereinfachen: Die Krankheit will mir dieses oder jenes sagen oder mich an dieses oder jenes erinnern, zum Beispiel daran, mich mehr zur Wehr zu setzen. Daraus folgert man dann schnell: Wenn ich mich mehr zur Wehr gesetzt hätte, wäre ich nicht krank geworden. Also bin ich »schuld« an der Krankheit. Und schon hockt man in der Grübelfalle. Doch eine solche Art der Psychosomatisierung tut Kranken gar nicht gut. So eine simple Wenn-dann-Logik greift viel zu kurz. Sie schiebt Kranken eine Verantwortung zu, die sie schlicht nicht haben. Der eine wird eben krank und der andere nicht. Punkt. Ja, bestimmte Lebensfaktoren wie Alkohol- oder Tabakkonsum, Bewegungsmangel und zu zucker- oder fetthaltige Ernährung begünstigen manche Erkrankungen, aber dennoch bekommt der eine Raucher Lungenkrebs und der andere raucht bis weit über 90 und stirbt an etwas anderem. Das Leben ist niemandem etwas schuldig, und Dinge passieren. Ganz einfach.

Mut zum Arzt-/Therapeutenwechsel

Wenn Sie sich bei einem Arzt nicht wirklich gut aufgehoben fühlen, dann erlauben Sie sich, den Arzt zu wechseln. Wenn Sie eine zweite Meinung zu einer gestellten Diagnose oder einer empfohlenen Therapie einholen möchten, dann sollten Sie das unbedingt tun. Auch wenn Ihnen, wie Mia geschehen, die Krankenkasse erklärt, Sie könnten innerhalb eines Quartals nicht zu zwei verschiedenen Fachärzten (z. B. Schmerztherapeuten, Orthopäden) gehen. Selbstverständlich können Sie das, denn Sie haben das Recht auf eine Zweitmeinung. Lassen Sie sich nicht davon abhalten, sich jemanden zu suchen, bei dem Sie sich als Mensch und als Erkrankter verstanden fühlen.

Wechseln Sie auch, wenn Sie sich bei einem Therapeuten nicht wohl fühlen. Uschi Crotogino betont im Gespräch mehrfach, dass es ganz wichtig ist, dass Betroffene genau hinschauen, mit wem sie gut arbeiten können, und wechseln, wenn es nicht passt. Manchmal stimmt die Chemie nicht. Manchmal hapert es an Fähigkeiten und Kenntnissen, manchmal können zwei Menschen nicht gut miteinander kommunizieren. Es gibt viele Gründe, sich wieder auf die Suche nach jemand anderem zu machen. »Meiner Erfahrung nach«, führt sie aus, »tun Patienten sich schwer, den Therapeuten zu wechseln, auch wenn sie sich nicht gut aufgehoben fühlen. Es ist extrem wichtig, da auf sich selbst aufzupassen. Wenn mir jemand nicht guttut, wird sich das nicht ändern … Wenn der Patient über den Therapeuten denkt: ›Der erkennt mich ja gar nicht‹, dann kann die Therapie nicht helfen.«

Man muss also erstens eine Therapeutin finden und am besten zweitens eine, die sich auch noch mit dem CRPS auskennt. Ich habe beides erlebt: Ich hatte Therapeuten, bei denen ich mich absolut sicher, aufgehoben, respektiert und verstanden fühlte. Und gut behandelt, als Mensch und als Kranke. Und es gab Situationen mit Therapeuten, da habe ich mich gefragt, wie wenig empathisch und wie grob ein Mensch sein kann, der in einem Heilberuf arbeitet.

Geduld

Ich bin eher eine Flotte. Ich rede schnell und ich agiere zackig. Oft jedenfalls. Geduld ist nicht gerade meine Stärke. Doch das CRPS hat mich Geduld gelehrt: Geduld mit dem Heilungsprozess, aber auch Geduld damit, dass ich für alle Verrichtungen sehr viel Zeit brauchte, gerade, was Körperpflege und Haushalt anging.

» *18.2.2018: Ist das die Lektion? Geduld, Geduld, Geduld?* «

An einem Tag habe ich mich einmal eine ganze Stunde dem fleckigen Wasserkocher gewidmet. Der steht in der Nähe des Herds, da landen so manche Fettspritzer

Formalitäten beim Therapeutenwechsel

Es ist Versicherten in der gesetzlichen Krankenversicherung möglich, mitten in der Verordnung für Physio- oder Ergotherapie die Therapeutin zu wechseln. In der Regel verbleibt das Original-Rezept bei der ersten Therapeutin. Sie bekommen eine Kopie, auf der sie Ihnen die noch offenen Termine bestätigt. Diese Kopie müssen Sie bei Ihrer Krankenkasse einreichen und abstempeln lassen. Dann können Sie damit zu einer anderen Therapeutin gehen. Sprechen Sie Ihre Krankenkasse darauf an.

drauf. Mit Wasser, Scheuerpulver und einem Lappen in der linken (nichtdominanten) Hand bin ich ihm zu Leibe gerückt. Es hat eine ganze Stunde gedauert, bis das Ding wieder sauber war. Egal. Ich konnte doch sonst ohnehin nichts machen; was spielte es da schon für eine Rolle?

Auch Clara findet: »Man muss der Hand/dem Fuß Zeit geben, nicht ungeduldig werden. Ein CRPS hat eine Heilungstendenz, auch wenn man sie lange nicht spürt ... Es gibt einen in der Krankheit vorhandenen Heilungsprozess, den ich nicht beschleunigen kann. Ich kann's nicht schneller machen.«

Dass die Entschleunigung nicht nur im akuten Krankheitsstadium ein Thema ist, sondern mich für den Rest meines Lebens begleiten wird, war mir lange nicht bewusst. Doch heute ist mir klar, dass ich nicht darum herum komme, meinen Alltag insgesamt langsamer anzugehen. Ich kann einfach nicht mehr so schnell. Und ich kann auch nicht mehr so viel. Ich bin wesentlich schneller als früher an meiner Belastungsgrenze, körperlich wie seelisch.

Das durch das CRPS veränderte Tempo ist auch für Clara ein wichtiges Thema: »Und das eigene, durch den Sudeck viel langsamere Tempo zu finden, das war für mich ein harter Lernprozess in den Jahren.«

Ich versuche, auch das Positive daran zu sehen: Unser Leben ist ohnehin viel zu hektisch. Viel zu viele Informationen stürmen unablässig auf uns ein. Die Erkrankung zwingt mich auch heute noch, genau in mich hineinzuhorchen, was in welchem Maß im Augenblick gerade für mich gut verträglich ist. *Mein* Tempo zu finden.

Sich gesund ernähren

Es ist heute viel von stillen Entzündungen oder Mikroentzündungen die Rede, die jahrelang unbemerkt, weil symptomlos, in unserem Körper ablaufen und unser Immunsystem schwächen, weil sie es ständig beschäftigt halten. Sie gelten auch als Mitverursacher verschiedener schwerwiegender Erkrankungen. Und da ein CRPS im Akutstadium eine überschießende Entzündungsreaktion ist, habe ich mir ein paar Gedanken darüber gemacht, ob wir da nicht versuchen können, gegenzusteuern, zum Beispiel mit unserer Ernährung. Dr. Peter Niemann beschreibt in seinem Buch »Die Anti-Entzündungs-Strategie. Wie Sie gesund 100 Jahre alt werden«, wie wir Entzündungen den Kampf ansagen können. Neben Gedanken über den Lebensstil, Stressfaktoren wie Lärm, dreckige Luft, ein krankmachendes Arbeitsumfeld, schreibt er über die entzündungshemmende Wirkung bestimmter Würzmittel, Antioxidanzien in Nahrungsmitteln und potenziell entzündungsfördernde Lebensmittel.[103] Mein großes Thema ist Zucker – ich bin ein richtiger Zucker-Junkie: Ich kann eine ganze Tüte Gummibärchen wegputzen und am besten am nächsten Tag noch einmal eine. Obwohl ich weiß, dass Zucker latente Entzündungen im Körper in Gang hält. Obwohl es meinem Bauch nicht guttut. Seit ich ein CRPS habe, achte ich besonders darauf, damit klüger umzugehen.

Auf der Webseite der CRPS-Selbsthilfe (siehe Service, Seite 135) findet sich eine ganze Reihe von Ernährungsempfehlungen, die im Wesentlichen mit dem übereinstimmen, was als gesunde, vollwertige Ernährung gilt. Ich finde, es lohnt sich, uns auch diesem Aspekt zu widmen. Das hat auch etwas mit Selbstfürsorge zu tun.

Alltagspraktische und sonstige Tipps

Wie bewältigt man den Haushalt, wenn man allein lebt? Womit kann man die CRPS-Hand oder den CRPS-Fuß auch zu Hause trainieren, desensibilisieren und pflegen?

Haushaltshelfer

Wie habe ich mich im Haushalt organisiert? Ziemlich oft habe ich nur Nudeln gekocht, und Fenchelknollen, Lauchstangen oder Brokkoli habe ich mit der linken Hand unbeholfen zerteilt. Irgendwann hatte ich den Trick mit den Pellkartoffeln raus: Die Kartoffel mit einem energischen Hieb mit einem längeren Messer in der Mitte zerteilen, die Hälften mit den Schnittflächen auf ein Küchenbrettchen legen und dann mit der linken Hand und einem kleinen Küchenmesser die Pelle abziehen. Also, verhungert bin ich jedenfalls nicht. Mein Frühstück besteht aus gekochter Hirse oder Haferflocken, das war einfach: Hirse bzw. Haferflocken in den Topf, Wasser dazu, aufkochen und quellen lassen, fertig.

Das kleine Küchenmesser rutscht mir heute noch sehr oft aus der Hand, weil der kleine Faustschluss nicht funktioniert. Meine Ergotherapeutin Anika Reimers hatte dafür eine praktische Lösung: Sie hat mir einen einfachen Fahrradgriff aus einem festen, schaumstoffartigen Material geschenkt, den ich über den Griff des Küchenmessers stülpen kann. Das ist auch für andere Messer, Gabeln und Löffel geeignet. Ein wunderbares Werkzeug, das ich nicht mehr missen möchte, ist der Schraubdeckelöffner, den eine Freundin mir schenkte (sie besaß zwei davon!). Damit lässt sich jedes Marmeladen- oder sonstiges Glasgefäß mit Twist-off-Deckel mit einer Hand öffnen. Wenn die zweite Hand zum Festhalten fehlt, hilft zuweilen ein feuchtes Tuch als Rutschbremse für Schüsseln, Teller und Töpfe.

Wenn Sie ein CRPS an der rechten Hand haben und das Ihre dominante Hand ist, dann besorgen Sie sich für die Zeit, in der Sie die Schere nicht mit rechts fassen und zusammendrücken können, unbedingt eine Linkshänderschere, bei der sich das obere Schneideblatt links – also außen – befindet. Darauf bin ich leider erst sehr spät gekommen, nachdem ich eine Weile – mehr oder weniger vergeblich – versucht habe, mit der linken (»falschen«) Hand mit meiner »normalen« Schere zu schneiden. Vor allem, wenn das »Schnittgut« etwas fester ist, z. B. Pappe, werden Sie sich vergeblich abmühen und es wird mehr gequetscht als geschnitten.

Am Thema Wäscheaufhängen konnte ich auch sehr schön die Fortschritte nachvollziehen. Am Anfang ging das nur mit der linken Hand allein: Wäschestück auf den Wäscheständer legen, an der Kante festklammern, runterbaumeln lassen. Dann kam die Phase, in der die rechte Hand das Wäschestück halten konnte, während ich mit der linken Hand die Klammern aufsteckte. Und Ende April konnte ich wieder die ersten Klammern mit rechts stecken. Ich werde nie vergessen, wie stolz und glücklich ich da war. Das war doch eine Entwicklung!

» *30.4.2018: Zu langsam? Es sagt doch jeder, CRPS braucht Zeit … Das wird schon. Gib mir Zeit.* «

Körperpflege

Ein paar Tage nach dem Unfall rief ich einen Freund an und fragte ihn, ob er mir eine elektrische Zahnbürste besorgen könne. So ein Instrument hatte ich bis dahin rigoros abgelehnt. Warum sollte ich für etwas so Simples wie Zähneputzen etwas mit Motor benutzen, was elektrische Energie braucht? Das sah ich einfach nicht ein. Mein Auto hat schließlich auch keine elektrischen Fensterheber. Solange ich noch kurbeln kann … Doch in Bezug auf die Zahnhygiene war mir über diese ersten drei, vier Tage brutal klar geworden, dass Zähneputzen mit der linken Hand, während ich die rechte wegen der Schmerzen hochhalten muss, einfach keine Option war und meinen hygienischen Standards nicht genügen würde.

Sinnvoll sind auch Waschhandschuhe und eine Badebürste mit langem Griff. Und vielleicht auch ein Duschhocker. Diese Helfer können den Alltag sehr erleichtern. Sie brauchen wahrscheinlich einen Schuhlöffel mit langem Griff, auch wenn Sie nicht allein leben, schließlich will man nicht unbedingt bei allem auf Hilfe angewiesen sein. Lassen Sie sich so einen von Freunden mitbringen, die zu Besuch kommen – statt Blumen.

Und Sie brauchen unbedingt Schuhe zum Reinschlüpfen oder mit Klettverschlüssen oder elastischen Schnürbändern. Ich bin nach meinem Unfall ein paar Wochen lang überhaupt nicht vor die Tür gekommen, weil es draußen immer noch fror und ich erstens keine Winterschuhe hatte, die man nicht schnüren muss (was mit einer Hand schlicht nicht geht), und zweitens meine dicke Winterjacke einen Reißverschluss hat, und den bekam ich mit einer Hand auch nicht zu. Eigentlich banal, aber in dieser Situation war das für mich schwer auszuhalten.

Therapiematerialien für zu Hause

In der Ergotherapie werden die unterschiedlichsten Materialien eingesetzt, um CRPS-Hände und -Füße wieder an Berührungen zu gewöhnen und Bewegungseinschränkungen entgegenzuwirken. Ich möchte Ihnen hier ein paar einfache Dinge vorstellen, die Sie ohne großen Aufwand zu Hause realisieren können.

Rapsbad

Für das Rapsbad können Sie sich zu Hause eine Plastikbox (zur Not auch einen Pappkarton) mit Raps (oder auch getrockneten Linsen oder Erbsen oder Ähnlichem, ja, sogar Kies oder feinem Spielsand) füllen, um die Hand/den Fuß darin zu »baden«, also zu bewegen. Raps ist besonders gut geeignet, denn Rapsöl hat nachweislich entzündungshemmende Eigenschaften. Mit Rapsbädern werden Entzündungen, Schmerzen und Sensibilitätsstörungen behandelt und Hand- und Fingergelenke mobilisiert, denn im Rapsbad sind Bewegungen bei geringstem Widerstand möglich. Der Raps kann je nach Bedarf im Backofen oder in der Mikrowelle leicht erwärmt oder im Kühlschrank gekühlt werden. Da ich immer froh über Kühlung meiner heißen Hand war, habe ich die Box mit dem Raps zum Runtertemperieren im Winter nach draußen gestellt und im Sommer in den Keller.

Als Ergänzung habe ich mir einen Kopfkissenbezug mit getrockneten Erbsen gefüllt, den ich in den Kühlschrank gelegt habe (was Sie natürlich auch mit Raps machen können!). Das Erbsensäckchen habe ich immer noch und tauche die Hand, wenn sie vom langen Tippen oder von der Gartenarbeit gestresst ist, immer noch gern hinein. Wenn die Finger so weit sind, kann man auch Glasmurmeln oder Kastanien oder Ähnliches im Raps verstecken und mit den Fingern danach tasten und sie herauspicken. Vielleicht geht das ja auch mit den Zehen.

Knete, weiche Bälle

Therapieknete in verschiedenen Härtegraden werden Sie in der Ergotherapie kennenlernen, für zu Hause tut es auch bunte Kinderknete, die wesentlich preiswerter ist. Vielleicht ist das auch in einer akuten CRPS-Phase, wo sonst nicht viel möglich ist, wieder ein Anknüpfungspunkt, um mit Kindern etwas gemeinsam zu machen. Auch kleine, weiche Bälle oder Schwämme eignen sich zum Handtraining. Ich weiß, dass ich anfangs so ein Bällchen in der Hand hatte und es keinen Millimeter zusammendrücken konnte. Mit Igelbällen sollten Sie vorsichtig sein, denn die Igelspitzen sind doch relativ hart. Passen Sie auf, dass Sie damit Ihre Hand oder Ihren Fuß nicht zu sehr reizen.

Spiegeltherapie zu Hause

Die Spiegeltherapie ist die Therapie, von der CRPS-Betroffene am meisten profitieren. Um sie auch täglich zu Hause durchzuführen, können Sie sich für ca. 10 Euro im Baumarkt einen Plexiglasspiegel (20/25–30/35 cm) besorgen (lassen) und diesen mithilfe von angeklebten Pappstücken senkrecht zum Stehen bringen. Als Ersatz für die ergotherapeutischen Spiegeltherapie-Bildkarten können Sie sich auch Abbildungen aus Zeitungen und Zeitschriften ausschneiden und auf Karton aufkleben (lassen) und mit diesen ähnlich üben wie beim Handtherapeuten.

Desensibilisierung

Zur Desensibilisierung und zur Stimulation der Nerven der betroffenen Extremitäten habe ich mir ein ganzes Sammelsurium von Pinseln und Bürsten zusammengestellt, vom feinsten Make-up-Pinsel bis hin zur Massagebürste mit groben Borsten. Regelmäßig habe ich damit über die Hand und den Unterarm gestrichen, in der ersten Zeit eher mit den zarten Haaren, später dann auch mit den kräftigeren Borsten. Falls bei Ihnen ein Haustier lebt, dann bitte unbedingt anfassen, so oft es geht. Katzen sind für Streicheleinheiten besonders empfänglich, aber auch andere Haustiere lassen sich das vielleicht gern gefallen. Es festigt die Bindung zum Tier und tut Ihrer Seele mindestens so gut wie Ihrer Hand oder Ihrem Fuß. Lassen Sie sich von Ihren Haustieren unterstützen! Ich habe mir auch bald kleine Qigong-Kugeln (3,5 cm Durchmesser) besorgt, um sie auf dem Handteller kreisen zu lassen. Wie enttäuscht war ich, dass ich die Hand lange Zeit gar nicht so weit aufdrehen konnte, dass sie überhaupt auf meinem Handteller liegen blieben. Aber irgendwann ging auch das wieder.

Sophie hatte als Sportlerin Freude daran, sich spezielles Trainingsmaterial zu besorgen und damit gezielt zu üben: »einen Massagering aus Edelstahl zur gezielten Finger- und Handgelenkmassage. Finger-Expander zur Kräftigung der Fingerextensoren unter Einbindung der Fingerinnenmuskulatur. Damit lässt sich die Beuge- und die Streckmuskulatur auch einzelner Finger trainieren. Silikon-Handtrainer zum Zusammendrücken, in leicht (hellblau). Knetball, um den Faustschluss zu trainieren.«

Solche und ähnliche Materialien finden sich auch in meiner Therapie-Box, in der ich alles gesammelt habe, was ich zum Trainieren und Üben zu Hause benutzt habe. Kaufen Sie nicht zu viel auf einmal, fangen Sie mit simplen Dingen an, die Sie ohnehin im Haus haben. Im Laufe der Zeit wissen Sie besser, was Sie wirklich brauchen und was nicht. Für die Arbeit am Computer kann eine ergonomische PC-Maus sehr hilfreich sein, denn um diese zu bedienen, müssen Sie die Hand nicht so weit aufdrehen. Für das Schreiben mit Bleistift oder Kugelschreiber gibt es ergonomische Schreibhilfen in verschiedenen Formen. Mit einem Streifen Bastelfilz, den ich um dünne Stifte wie Bleistifte gewickelt und mit Klebeband fixiert habe, ging es auch.

Die Schreibhand umtrainieren?

Solange die verletzte/dominante Hand (in meinem Fall die rechte) nicht zu gebrauchen war (kurz nach dem Unfall, kurz nach der OP und während der heißen CRPS-Phase) habe ich, wenn ich unbedingt etwas schreiben musste, etwa einen Einkaufszettel, zunächst versucht, mit der nichtdominanten Hand, also der linken, zu schreiben. Das gab ein ordentliches Gekritzel, und ich wünschte mir, ich hätte ein paar von den ersten Einkaufszetteln aufgehoben. Selbstverständlich kann ich auch mit der linken/nichtdominanten Hand zeichnen. Diese Zeichnungen werden sogar oft viel interessanter, weil von der anderen Gehirnhälfte gesteuert, als die kontrollierten Striche mit der dominanten/rechten Hand. Ich hielt aber auf lange Sicht nicht viel davon, die linke Hand beim Schreiben so zu trainieren, dass sie die Funktion der rechten Hand komplett übernehmen könnte, denn die rechte, von CRPS betroffene Hand sollte ihre Funktion irgendwann ja wieder übernehmen. Wichtiger als das Training der linken Hand war für mich, die rechte Hand, sobald sie nur wieder einen Stift einigermaßen halten konnte, zu trainieren, um einer weiteren Versteifung entgegenzuwirken und die Verbindungen im Gehirn wieder zu reparieren.

Kühlen ist meist eine Wohltat

Bitte, kühlen Sie beim CRPS nicht mit Eiswürfeln, das ist einfach zu kalt. Finden Sie eine sanftere Kühlmethode.

Kühler Wickel: Für mich mit meinem Bügeleisen-Schmerz war Kühlen das A und O. Am einfachsten ging das mit einem Gästehandtuch – unterm Wasserhahn nass gemacht, leicht ausgewrungen und so gefaltet, dass ich es ums Handgelenk wickeln und mit einer Verbandklammer fixieren konnte. Vor allem nachts hatte ich zeitweise das Gefühl, es ohne so einen kühlenden Wickel gar nicht auszuhalten. Man muss ein dickes Badetuch drunterlegen, um nicht Bettlaken, Kissen oder Decken zu durchfeuchten; aber wenn ich mir am Abend vor dem Schlafengehen so einen kühlen Wickel gemacht habe, hat die Wirkung immer ziemlich lange angehalten.

Kaltes Wasser: Wenn ich unterwegs war, habe ich mir ein Waschbecken gesucht und das Handgelenk einfach einen Moment unter fließendes, kaltes Wasser gehalten.

Quarkwickel: In der heißen Phase habe ich mir mehrmals am Tag Quarkwickel gemacht, die ich ungefähr eine halbe Stunde draufgelassen habe. Sie müssen den Quark danach nicht gleich wegwerfen. Ich habe ein Herrentaschentuch aus Stoff oder ein ähnlich großes Stoffstück aus Leinen oder Baumwolle genommen, 150–200 g Quark darin eingeschlagen und auf meine warme Hand gelegt. Nach einer halben Stunde ist der Quark ziemlich trocken. Zurück damit in die Packung, etwas Wasser aufgießen und wieder in den Kühlschrank. Anschließend den Stoff unter fließendem Wasser auswaschen. Auf diese Weise können Sie den Quark mehrfach nutzen.

Retterspitzumschlag: Zum Kühlen eignet sich auch sehr gut ein Retterspitzumschlag. Retterspitz ist ein altes Naturheilpräparat (es wurde schon 1830 entwickelt) mit Arnika und anderen ätherischen Ölen mit entzündungshemmender Wirkung. Ich finde Retterspitzwickel super, sie helfen bei allen möglichen Muskelschmerzen. Aber meine CRPS-Hand war in der ersten Zeit so empfindlich, dass die Haut leicht gereizt reagiert hat. Später ging es gut damit und war leichter zu handhaben als Quark. Probieren Sie es aus.

Kühlende Creme: Auch mit kühlenden Salben und Cremes sollten Sie behutsam umgehen, denn für die ohnehin gereizten Nerven der CRPS-Hand oder des CRPS-Fußes können die darin enthaltenen ätherischen Öle leicht zu viel sein. Doch wer sie verträgt, kann gut auf »Pferdesalbe« zurückgreifen, die Menthol zur Kühlung, Rosmarin und Kampfer zur Anregung der Durchblutung (was einen leicht erwärmenden Effekt hat, der die anfängliche Kühlung ablöst) und Arnika wegen der schmerzlindernden Wirkung enthält.

Therapeutisches Eincremen

Was ich unablässig gemacht habe, war, die Hände einzucremen: zuerst, weil Winter war und die Haut rau, später dann aus Gewohnheit und aus dem Gefühl heraus, es tut mir gut. Eine wohlduftende Creme aufzutragen und zu verteilen, hat mir geholfen, den Kontakt zu meiner rechten Hand nicht zu verlieren. Denn dabei musste ich sie anschauen und intensiv berühren. Irgendwann hatte ich in jedem Zimmer, im Auto, neben dem Bett, auf dem Schreibtisch … eine Tube Handcreme liegen, um mich fortlaufend zu ermahnen, mich gut um meine CRPS-Hand zu kümmern. Vergessen Sie nicht: Alles, was die betroffene Hand oder den betroffenen Fuß stimuliert, anregt und auf sanfte Art in Bewegung bringt, ist gut.

Ich muss es an dieser Stelle noch einmal sagen: Ein Stück weit haben Sie es in der

Hand. Achten Sie auf sich. Passen Sie gut auf sich auf. Gehen Sie liebevoll und behutsam mit der betroffenen Extremität um. Aber schonen Sie sie nicht zu sehr. Bei der Therapie ist, wie schon mehrfach erwähnt, Eigeninitiative gefragt: Es genügt nicht, ein- oder zweimal in der Woche eine halbe Stunde zur Therapie zu gehen. Jeder Tag ist Therapie-Tag, vor allem zu Hause und in Eigenregie, und zwar mehrmals am Tag in kurzen Intervallen. Bleiben Sie dran. Geben Sie nicht auf. Clara findet, man solle sich jede wache Stunde 10 Minuten sowie morgens und abends um die Hand kümmern. Sie sagt: »Man muss unbedingt immer etwas tun – auf dem Niveau, das gerade möglich ist. Wenn es zum ›Trainieren‹ zu weh tut, machen Sie etwas Leichteres.«

Übungsideen und -videos

Wenn Sie noch nie Gymnastik gemacht haben und Ihnen Ideen fehlen, was Sie machen können, suchen Sie sich im Internet ein Übungsvideo. Ich bin ein großer Fan von Tele-Gym (siehe Service, Seite 135). Die Programme sind so vielfältig, dass Sie sicher etwas finden, was Sie machen können. Machen Sie mit, was Sie können, lassen Sie Übungen oder Bewegungen aus oder variieren Sie sie Ihren Einschränkungen entsprechend, denn Sie sollten dabei nicht über die Schmerzgrenze hinausgehen. Die Gymnastik soll Ihren ganzen Körper kräftigen und mobilisieren, aber keinesfalls die CRPS-Symptomatik verschlimmern.

Sport, um zu sich selbst zurückzufinden

Dabei ist es eigentlich egal, was Sie machen, wenn Sie nur irgendetwas tun. Das gilt nicht nur bei einer CRPS-Erkrankung:

- Erstens sollten Sie sich ausreichend bewegen, zum Beispiel spazieren gehen.
- Zweitens sollten Sie Ihre Muskulatur trainieren, und das geht auch zu Hause ohne Hilfsmittel oder mit einfachen Dingen aus dem Haushalt.
- Drittens ist es bei CRPS besonders wichtig, das Gleichgewicht zu trainieren, selbst wenn bei Ihnen nicht ein Fuß, sondern die Hand betroffen ist. Denn mit Gleichgewichtstraining trainieren Sie nicht nur Ihren Körper, sondern auch Ihr Gehirn.
- Und viertens sollten Sie das Dehnen nicht vergessen. Mir gibt es immer ein wunderbares Körpergefühl, wenn ich nach oder während der Gymnastik Arme, Beine und Rumpf einmal so richtig durchgedehnt habe.

Das tägliche Mindestprogramm sollte 20–30 Minuten einfache, sanfte Gymnastik umfassen, bei der alle Gelenke durchbewegt werden und sämtlichen Muskeln etwas abgefordert wird. Das regelmäßige

Physio-/Ergo-Training für die Hand oder den Fuß kommt dazu.

Hier noch einige Übungsideen von Sophie für Gymnastik zu Hause: »Liegestütz an der Wand im Stehen: Die Hände auf Kopfhöhe an die Wand legen, Arme gestreckt, Beine parallel und geschlossen. Nun die Ellenbogen langsam abwinkeln, bis die Unterarme flach an der Wand liegen und wieder durchdrücken. Mehrere Wiederholungen, dabei auch die Position der Hände variieren. Unterarme und Handgelenke dehnen: Im Stehen Hände flach auf den Tisch legen und Oberkörper vor und zurück bewegen oder seitlich. Arme beugen und durchstrecken. Mehrere Wiederholungen, dabei auch die Position der Hände variieren.«

Faszienarbeit für die Hand

Sehr spannend finde ich in diesem Zusammenhang den Ansatz der Yogalehrerin und Atemtherapeutin Lucia Nirmala Schmidt in ihrem »HandHeilbuch«, das sich allgemein an Menschen richtet, die Schmerzen in Händen und Handgelenken haben.[104] Aufbauend auf den Erkenntnissen der neuen Faszienforschung zeigt sie einfache Übungen, mit denen man gezielt auf die Faszien einwirken kann. Zwar gehen die Schmerzen beim CRPS nicht von den Faszien aus, aber die Faszien verhärten durch chronische Schmerzen und Schonhaltung. Und wenn ich da ansetzen kann, um mir etwas Gutes zu tun, ist es allemal einen Versuch wert. Die Übungen sind reich bebildert und mit ausführlichen Erläuterungen versehen, die Zusammenhänge werden verständlich erläutert. Ich habe schon ein paar Lieblingsübungen, aber ich probiere auch immer wieder etwas Neues aus.

Die Heilkraft des Wassers nutzen

Wie gut für mich das Schwimmen im See war, habe ich weiter oben schon erzählt. Sophie berichtet von ihren Wasseranwendungen: »Ich probiere auch in einem kleinen Weiher zu schwimmen, doch mein linker Arm ist zu langsam, um mich über Wasser halten zu können. Also stelle ich mich ins Wasser, das mir bis zu den Schultern reicht, und gehe mit langsamen Schwimmbewegungen auf und ab. Ich empfinde das als sehr angenehm und für die Heilung förderlich. Nach der Arbeit lege ich täglich eine Pause an einem Fluss ein, setze mich auf einen Stein im Fluss und bewege meine Finger mit und gegen die Strömung. Das ist Massage und eine sanfte Gymnastik durch das Wasser zugleich, und tut sehr gut!«

Tipps für ein CRPS am Fuß

Die folgenden Tipps für ein CRPS am Fuß stammen von Clara. Als sie ein CRPS am linken Fuß bekam, fiel ihr das Gehen immer schwerer. In der Reha kam die Idee auf, da, wo es notwendig ist, einen Rollstuhl zu benutzen. »Das war die Rettung!« Zu dem Zeitpunkt konnte sie maximal 200 Meter unter starken Schmerzen gehen. Wenn sie im Rollstuhl saß, konnte sie arbeiten, weil sie dann nicht auf ihren Schmerz achten musste. Ohne Rollstuhl hätte sie sich verrenten lassen müssen, und das wollte sie auf keinen Fall. Etwa 2 Jahre hat sie ihn täglich und viel benutzt, vor allem bei der Arbeit. Zwar wurde sie öfter gefragt: »Wieso sitzen Sie im Rollstuhl? Sie können doch gehen!«, doch das störte sie nicht, denn der Rollstuhl erweiterte ihren Bewegungsradius (Kaufhausbesuch, Wochenmarkt). Für sie war es »präventives Rollstuhlbenutzen«, um am Leben teilhaben zu können. »Es hat dem Fuß gut getan, dass ich ihn nicht immer ans Limit gebracht habe.« Inzwischen steht der Rollstuhl nur noch als Backup an ihrem Arbeitsplatz. Ein zweites Hilfsmittel hat sie sich bei ihrem Enkelkind abgeschaut: ein Laufrad – ein holländisches Modell, mit dem sie exakt dosieren kann, wie viel Gewicht sie auf den Fuß gibt, von gar nichts bis voll. »Für meinen jetzigen Stand ist es ein ganz tolles Hilfsmittel«, sagt Clara.

Sie kann relativ schmerzfrei E-Bike fahren und nutzt klappbare Walkingstöcke als Gehhilfen. In der Anfangszeit hat sie sich Gehhilfen mit extragroßen Auflagen für die Hand gesucht, um die ebenfalls CRPS-geplagte Hand nicht über Gebühr zu strapazieren. Mit diesem Mix aus verschiedenen Hilfsmitteln kommt sie halbwegs zurecht, auch wenn sie nie ohne Gehhilfen aus dem Haus geht oder sich vom Auto wegbewegt. Auch mit Gehhilfen ist ihre Laufstrecke auf maximal 500 Meter beschränkt. »Sind die Strecken länger als etwa 500 Meter, brauche ich eines der anderen Hilfsmittel oder das E-Bike. Am Spazierengehen teilnehmen kann ich also z. B. nur mit dem Laufrad; da kann ich aber z. B. auch mal langsam so etwa 2 km fahren/gehen«, sagt sie.

Eine Fach- oder Rehaklinik finden

Es gibt Kliniken in Deutschland, die schwerpunktmäßig CRPS-Patientinnen behandeln. Bei meiner Internetrecherche mit den Begriffen »Fachklinik« und »CRPS« finde ich quer durch Deutschland mehrere Kliniken, die CRPS ambulant und/oder stationär behandeln. Wenn Sie das Gefühl haben, nicht voranzukommen oder keine adäquate Hilfe zu bekommen, finden Sie diese vielleicht in einem dieser Fachzentren. Durchforsten Sie das Internet. Bitten Sie Ihren Hausarzt um Hilfe bei der Suche oder schicken Sie eine E-Mail mit Ihren Fragen zu einer Therapieeinrichtung in Ihrer Nähe an die CRPS- Selbsthilfegruppe Bremen / Nordniedersachsen (Mailadresse siehe Serviceteil, Seite 135).

Auch einige Reha-Kliniken haben einen Behandlungsschwerpunkt CRPS. Sophie hat wohnortnah eine vierwöchige am-

Schwerbehindertenausweis

Bleiben vom CRPS Bewegungseinschränkungen und Schmerzen an der Hand oder am Fuß zurück, ist es sinnvoll, beim Versorgungsamt einen Schwerbehindertenausweis zu beantragen. Als Clara den Antrag stellte, hieß es im Antwortschreiben zunächst, dass Handgelenksbeschwerden nicht berücksichtigt werden. Erst nach dem dritten Widerspruch durch ihre Schwester, die Rechtsanwältin ist, wurde ihr ein Grad der Behinderung von 50 % zugesprochen. Beim Versorgungsamt war das Erkrankungsbild CRPS nicht bekannt. Offenbar hatte man angenommen, es handele sich nur um Probleme mit der Hand. Auch hier gilt also: Geben Sie nicht zu schnell klein bei, haken Sie nach, setzen Sie sich für sich ein.

bulante Reha gemacht, auch das ist also möglich. Sprechen Sie Ihre Ärztin darauf an oder fragen Sie bei der CRPS-Selbsthilfe. Falls Ihnen eine ambulante Reha in Ihrer Nähe mehr zusagt, fragen Sie in der betreffenden Klinik nach, ob es dort spezielle Therapien für CRPS-Patienten gibt.

Berufliche Wiedereingliederung

Die berufliche Wiedereingliederung mit einem CRPS kann sich sehr lange hinziehen. Lassen Sie sich nicht von der Krankenkasse oder dem Arbeitgeber hetzen. Auch hier gilt: Achten Sie gut darauf, was Ihre Hand/Ihr Fuß leisten kann, wo die Grenze der Belastbarkeit für Sie ist. Sprechen Sie mit Ihrem Arzt die tägliche Arbeitszeit ab und justieren Sie gegebenenfalls nach. Meine Handchirurgin hat mir versichert, dass man auch von 4 Stunden am Tag wieder auf 3 oder 2 reduzieren kann, falls es nicht geht. Und wenn die Wiedereingliederung sich über ein halbes Jahr hinzieht und Sie am Ende wieder arbeiten können, ist das allemal besser, als wenn Sie gar nicht wieder einsteigen.

Ich habe gut 13 Monate nach dem Handgelenksbruch mit 2 Stunden am Tag angefangen und nach jeweils 4 Wochen um 1 Stunde/Tag aufgestockt. Über 4 Stunden am Tag bin ich nicht hinausgekommen. Seither arbeite ich nur noch halbtags.

Teilverrentung

Ein Antrag auf Teilerwerbsminderungsrente ist eine Möglichkeit, mit einem CRPS nicht zwangsläufig ganz aus dem Erwerbsleben aussteigen zu müssen. Ich habe den Antrag gestellt, als mir klar wurde, dass ich vielleicht nie wieder mehr als 4 Stunden am Tag arbeiten kann. Es hat insgesamt ein Dreivierteljahr gedauert, bis über den Antrag entschieden war.

Krankheitsverlauf dokumentieren

Für alle diese – ich nenne sie mal – »Verwaltungsvorgänge« ist es gut, wenn Sie auf eine lückenlose Dokumentation Ihres Krankheitsverlaufs zurückgreifen können. Gewöhnen Sie sich gleich an, sich Kopien von allen Arztbriefen aushändigen zu lassen, alle Labor-, Röntgen- und sonstigen Befunde, die Korrespondenz mit der Krankenkasse sowie die Durchschläge der AU-Bescheinigungen zu sammeln, eine Liste sämtlicher Arztbesuche und Therapietermine zu führen und den Verlauf der Erkrankung aus Ihrer Sicht stichwortartig zu protokollieren (z. B. Schmerzstärke, welche Therapie guttut, wo es noch Probleme gibt). Heften Sie alles chronologisch ab. Und machen Sie auch immer mal wieder Fotos der betroffenen Extremität, denn damit können Sie den Verlauf objektiv dokumentieren. Wenn Sie irgendwann einmal detailliert Auskunft geben müssen, werden Sie über diese Dokumentation sehr froh sein.

Tipps für Freunde und Angehörige

Für Außenstehende ist es sehr schwer, ein CRPS zu verstehen. Und vielleicht ist es sogar unmöglich, sich in einen Betroffenen hineinzuversetzen, der 24 Stunden am Tag mit dem Handicap und den Schmerzen lebt.

Ich möchte Sie zu einem kleinen Experiment einladen: Schreiben Sie, wenn Sie Rechtshänder sind, mal einen Einkaufszettel mit der linken Hand (oder umgekehrt). Na? Synapsensalat? Sie können auch mal versuchen, mit Ihrer nichtdominanten Hand eine Kartoffel zu schälen, ohne diese mit Ihrer dominanten Hand festzuhalten, oder sich ein Brot zu schmieren. Diese kleine Spielerei vermittelt Ihnen vielleicht den Hauch einer Ahnung, wie hilflos man sich bei solchen einfachen, alltäglichen Verrichtungen fühlen kann.

Mit das Schlimmste für Betroffene ist es, wenn sie das Gefühl haben, sie werden nicht verstanden, sie stoßen auf taube Ohren, man glaubt ihnen nicht. Mein Rat: Glauben Sie Ihrem Gegenüber einfach. Hören Sie zu. Seien Sie da, haben Sie ein offenes Ohr. Seien Sie nicht übertrieben mitleidig, unterstützen Sie da, wo die Betroffene es wünscht, aber nehmen Sie den Betroffenen nicht zu viel ab. Reden Sie offen. Auch über Ihre eigenen Ängste. Ein CRPS kann auch Menschen, die nicht selbst betroffen sind, mit eigenen Ohnmachtsgefühlen konfrontieren, mit der Angst, dass einem die Dinge wortwörtlich entgleiten, dass man nicht mehr Fuß fassen kann. Atmen Sie tief durch und stellen Sie sich Ihrer Angst.

Sprechen Sie darüber. Aber versuchen Sie bitte nicht, in Konkurrenz darum zu treten, wer schon mal schlimmere Schmerzen oder eine schlimmere Erkrankung hatte. Erzählen Sie nicht von den schweren Krankheiten der Nachbarin oder des Cousins. Ein Mensch, der chronische Schmerzen hat, will so etwas nicht hören.

Sagen Sie nicht: »Melde dich, wenn du Hilfe brauchst.« Fragen Sie lieber ganz konkret: »Wann musst du das nächste Mal zum Arzt/zur Therapie?« Und wenn Sie Zeit haben, dann sagen Sie: »Ich kann dich fahren/begleiten.« Oder suchen Sie jemand anders, der den Fahrdienst übernimmt. Oder rufen Sie an, wenn Sie ohnehin einkaufen gehen wollen, und sagen Sie: »Was brauchst du? Ich bringe es dir mit.« Kommen Sie auf einen Kaffee vorbei. Schlagen Sie einen gemeinsamen Spaziergang vor (beim CRPS an der Hand). Machen Sie einen gemeinsamen Film-/Fernsehabend.

Sie müssen auch nicht für jedes Problem eine Lösung anbieten. Aber wenn Sie aufmerksam sind, liegt leicht auf der Hand, was Sie tun können: Kaufen Sie Ihrer Freundin Turnschuhe mit Klettverschlüssen. Schenken Sie ihr Knete oder Strickgarn oder basteln Sie eine Kiste für Raps, bringen Sie ein paar Pakete getrocknete Erbsen mit. Gehen Sie in den Baumarkt und besorgen Sie einen Plexiglasspiegel. Bieten Sie an, das Bett frisch zu beziehen und die Wäsche mitzunehmen. Mähen Sie den Rasen …

Das CRPS mit seiner unsicheren Prognose kann Existenzängste wecken, und die erzeugen Stress und behindern die Heilung. Viele Betroffene haben Sorgen um die Zukunft, denn sie müssen ihre Lebensgrundlage neu ordnen. Als Lebensgefährtin, Freund oder Familienangehörige können Sie das wandelnde Gegenmittel gegen solche Ängste sein: ein Mutmacher auf zwei Beinen. Wie? Nicht, indem Sie Geld verleihen oder die Lösung für materielle Probleme anbieten, sondern, indem Sie da sind. Verstärken Sie den positiven Effekt Ihrer Anwesenheit, bringen Sie Zeit mit und vielleicht auch Schokolade (die zu zweit genossen viel besser schmeckt als allein und längst nicht so schnell auf die Hüften wandert). Übernehmen Sie das Kaffeekochen. Seien Sie da.

Die Hilfe, die mir persönlich am nachhaltigsten in Erinnerung geblieben ist, kam von Menschen, die einfach etwas für mich getan haben: Freunde, die vorbeikamen, um mir etwas zu essen zu kochen und Gemüse auf Vorrat für mich zu schnippeln. Die für mich eingekauft und mich zum Arzt gefahren haben. Mitsängerinnen, die mir am Chorwochenende und auch für die Generalprobe und das Konzert ohne großes Tamtam einen »Taxidienst« organisiert haben, damit ich mitsingen konnte. Freundinnen, die mich regelmäßig anriefen, mich fragten, wie es mir gehe, und mich erzählen ließen. Und mir von sich erzählten und mir etwas aus der Welt da draußen berichteten.

Dont's – wenig hilfreiche Aussagen

Und hier noch eine Auflistung von Aussagen, die man lieber nicht zu CRPS-Betroffenen sagen sollte. Die Liste stammt von der Webseite der CRPS-Selbsthilfe:[105]

- Du siehst gar nicht krank aus.
- Vielleicht sollst du mehr aktiv werden.
- Du kannst lernen, damit umzugehen.
- Du musst einfach nur deine Schmerzen ausschalten.
- Das ist alles nur in deinem Kopf.
- Das geht schon vorbei.
- Du hast einfach nur einen schlechten Tag.
- Du musst einfach mehr Übungen machen.
- Das kann doch gar nicht so schlimm sein.
- Du musst mehr positiv sein.
- Das bildest du dir doch nur ein.
- Es könnte noch schlechter sein.
- Es gibt Leute, denen geht es doch noch viel schlechter.

Lauter kleine Sätze, manchmal nur so dahingesagt. Banalitäten, die einem aus Hilflosigkeit oder aus Unachtsamkeit über die Lippen kommen, oder um überhaupt irgendetwas zu sagen. Meistens sind sie gut gemeint. Aber sie tun nicht gut. Sie erhöhen den Druck und machen Stress. Selbstverständlich gibt es Menschen, denen es noch viel schlechter geht. Natürlich kann eine Betroffene lernen, mit dem CRPS umzugehen. Das ist so banal wie selbstverständlich. Das müssen Sie gar nicht wiederholen.

Das gilt auch für ungebetene Ratschläge. Für einen angeschlagenen Menschen ist es sehr, sehr anstrengend, mit ungebetenen Ratschlägen umzugehen. Bitte, liebe Angehörige, Freunde, Begleiter: Belassen Sie es bei einem Vorschlag. Beharren Sie nicht darauf, es besser zu wissen. Glauben Sie dem von CRPS betroffenen Menschen einfach. Horchen Sie in sich hinein, ob Ihre Ratschläge Ihrer eigenen Hilflosigkeit entspringen oder ob sie wirklich auf den Betroffenen bezogen sind. Falls es Hilflosigkeit ist, sprechen Sie diese gern an. Wer krank ist, kann sich vor ungebetenen Ratschlägen oft kaum retten. Jeder kennt doch jemanden, die dies oder jenes oder etwas Ähnliches schon mal hatte, oder weiß von einer, bei der dies oder jenes geholfen hat … Bitte, halten Sie sich zurück, wenn Sie nicht ausdrücklich um Rat gebeten werden.

» *18.2.2018: Jede und jeder hat einen anderen Ratschlag, jede und jeder weiß es besser. Das einzige, was für mich im Augenblick zählt, ist, wie es sich anfühlt. Ob es sich gut anfühlt, etwas zu tun, oder nicht. Schmerzen und weitere Schwellungen kann ich einfach nicht gebrauchen.* «

Nachwort

Im Mai 2020, mehr als zwei Jahre nach dem Unfall, mit dem alles begann, habe ich mich an das Abenteuer des Schreibens gemacht. Wir waren mitten im ersten Corona-Lockdown. Als ich im Winter den Verlagsvertrag unterschrieb, hatte ich mir vorgestellt, ich würde im Sommer mit meinem betagten Bulli durch Deutschland fahren, um Betroffene und Expertinnen aufzusuchen und zu interviewen. Doch das war in diesem Sommer nicht möglich. Ich musste alle Gespräche am Telefon führen. Das war okay, aber es war eben doch nicht die unmittelbare Erfahrung, die ich mir darunter vorgestellt hatte.

Das Erste, was mir beim Recherchieren auffiel, war, dass ich im Internet viel mehr Material in medizinischen Fachzeitschriften fand als vor zwei Jahren. Aber ich suchte natürlich auch mit anderen Augen als damals.

Die Herausforderung, dieses Buch zu schreiben, war insgesamt viel größer, als ich ursprünglich gedacht hatte. Warum? Neben alten Glaubenssätzen (zum Beispiel »Das schaffst du nie.«), die mich zwar eine Weile ausbremsten, mich am Ende aber zum Glück nicht an der Verwirklichung des Projekts hindern konnten, stand mir über weite Strecken auch meine Unkonzentriertheit im Weg. Und die ist zum Teil auf das CRPS zurückzuführen. In meinem Kopf ist etwas passiert, was mir richtig unheimlich ist. Ich hatte über lange Strecken das Gefühl, das viele Material nicht strukturiert und sortiert zu bekommen. Ich verlor mich in Recherchen, was ich eigentlich unbedingt vermeiden wollte, und fing an zig Stellen gleichzeitig an zu schreiben, brachte aber kein Thema zu Ende. Ich bin insgesamt zappeliger als früher, es fällt mir ungeheuer schwer, meine Gedanken zusammenzuhalten.

Zum Glück unterstützte mich in den letzten Schreibwochen eine liebe Freundin, die mir beim Sortieren und Strukturieren half und an vielen Stellen nachhakte und die richtigen Fragen stellte.

Aber das CRPS hat mir auf der anderen Seite auf einer ganz persönlichen Ebene geholfen zu erkennen, was für mein Leben wirklich wesentlich ist: Was ich brauche und worauf ich verzichten kann, sei es materiell, sei es in Beziehungen zu anderen Menschen. Ich bin – zumindest streckenweise – mehr bei mir.

Ausblick

Als ich bei meiner Recherche für dieses Buch auf den Artikel von Corinna Körbler u. a. mit dem Behandlungsalgorithmus stieß, hat es mich interessiert zu erfahren, ob das, was die Autorinnen 2015 publiziert haben, auch 2020 noch gilt. Am Ende unseres Gespräches habe ich Frau Körbler noch folgende Frage gestellt: »Aus allem, was ich jetzt so gelesen habe an Fachliteratur und Aufsätzen, würde ich persönlich als Konsequenz gern die Forderung formulieren, dass alle CRPS-Patienten, sobald sie die Diagnose haben, möglichst zeitnah in ein Therapie- oder Behandlungszentrum kommen, wo sie mindestens für drei Wochen behandelt werden können.«

Corinna Körbler antwortete: »Ja, das wäre gut. Das war eigentlich unsere Philosophie an der Schmerzklinik des Marienhospitals Stuttgart. So finde ich es sinnvoll und richtig, und die Erfolge geben uns auch Recht. Die Patienten sind interdisziplinär sehr intensiv behandelt worden, zweimal täglich (einmal Physio- und einmal Ergotherapie), was auf Hausbesuchsbasis nicht möglich ist. Es gibt keinen niedergelassenen Arzt, der das verordnen kann. Sie wurden immer stationär aufgenommen, mindestens eine Woche, eher zwei Wochen, meistens drei Wochen. Die Schmerzmedikation kann so sehr genau eingestellt werden, sodass wir im schmerzfreien bzw. schmerzarmen Bereich behandeln konnten.«

Wäre das nicht ein schöner Ausblick? Ich fantasiere mir jetzt zurecht, dass es auf ganz Deutschland verteilt ein solides Netz von CRPS-Akutkliniken, -zentren und -stationen gibt – und dass das in der Ärzteschaft auch so weithin bekannt ist, dass sie ihre CRPS-Patienten darauf aufmerksam machen und sie dorthin überweisen können! Dann können Betroffene nach der CRPS-Diagnose möglichst schnell dort aufgenommen werden, um umfassend über das CRPS informiert und schmerztherapeutisch gut eingestellt zu werden. Drei Wochen lang bekommen sie dann täglich Physio- und Ergotherapie sowie Lymphdrainage und werden in Entspannungstechniken und -verfahren unterwiesen. Und parallel dazu werden sie psychologisch betreut. Drei Wochen sind eine gute Zeit, um die Erkrankung zu begreifen und ein Stück weit zu verarbeiten und zu lernen, mit der Perspektive umzugehen.

Denn ich bin überzeugt: Wer nach der CRPS-Diagnose zügig für drei Wochen in einem sicheren Kokon abtauchen kann, wer dort ernst genommen und menschlich wie medizinisch gut versorgt wird, wer dort andere Betroffene kennenlernt, also sieht, dass er nicht allein ist mit dieser bedrohlichen, so schwer zu greifenden Krankheit, der kehrt nach dieser Zeit gut informiert und voller Kompetenz nach Hause zurück und kann die Therapien wohnortnah sowie in Eigenregie zu Hause fortsetzen.

Ja, das wünsche ich mir, denn es würde vielen Betroffenen sehr viel unnötiges Leid ersparen.

Passen Sie gut auf sich auf!

Dank

Mein tief empfundener Dank gilt zu allererst den Profis, die mich durch diese schwierige Zeit begleitet und nie die Geduld mit mir verloren haben: Dr. Kerstin Baumgärtel und Dr. Christian Vogt dafür, dass sie mich mit dieser Erkrankung ernst genommen und menschlich wie medizinisch gut behandelt haben. Der Handtherapeutin Uschi Crotogino für die Weichenstellung und das intensive Gespräch. Den Ergotherapeutinnen Anika Reimers und Ulrike Schwuchow und den Physiotherapeutinnen Meike Bewersdorff, Susanne Brüggmann und Imke Naue für ihr therapeutisches Know-how und dafür, dass sie es mit dem CRPS und mir aufgenommen haben, sowie meiner Homöopathin Petra Vetter für die Begleitung durch eine harte Zeit.

Von Herzen danken möchte ich auch den drei Betroffenen Mia, Clara und Sophie (die im wahren Leben natürlich anders heißen), die mir bereitwillig von ihren Erfahrungen mit dem CRPS erzählt und damit einen sehr wichtigen Beitrag zu diesem Buch geleistet haben.

Die Literaturagentin Heike Wilhelmi hat mir den Weg zum TRIAS Verlag gewiesen, wo sich die Programmplanerin Katja Liese offen zeigte für meine Buchidee und mein Anliegen. Beim Schreiben gab es irgendwann einen Punkt, an dem womöglich doch nichts aus dem Buch geworden wäre, doch da half Daniela Herzberg mir, das viele zusammengetragene Material zu sortieren und zu strukturieren. Merci Infinement! Danken möchte ich auch der Lektorin Anne Bleick, die die wunderbaren Zwischenüberschriften formulierte und dem Text den letzten Schliff gab.

Nicht zu vergessen die Freundinnen und Freunde, die mir in den langen Monaten zur Seite gestanden haben, indem sie mich von hier nach da fuhren und für mich einkauften, die mit mir telefonierten, mich mal ablenkten und mal trösteten, die mit mir sangen, im See schwammen, spazieren gingen, wanderten und Kunst machten. Ich danke euch, denn ihr habt mich gehalten. Merci!

Ein dickes, fettes Dankeschön Euch und Ihnen allen!

Service

Glossar

Allodynie: Schmerzempfinden durch Reize, die normalerweise keine Schmerzen hervorrufen

Atrophie: Gewebeschwund

Denervierung: Nervenbahnen werden aus therapeutischen Gründen unterbrochen bzw. durchtrennt

distale Radiusfraktur: handgelenksnaher Knochenbruch der Speiche

Distorsion: Verstauchung

Druckhyperalgesie: Schmerzüberempfindlichkeit bei Druck

Dystonie: Störungen im Muskeltonus; unwillkürliche, lang anhaltende Muskelanspannungen, die zu Kontraktionen führen

Dystrophie: Fehlwachstum, degenerative Veränderungen aufgrund von genetischen Defekten, Krankheiten, Traumen oder mangelhafter Nährstoffversorgung

Extremitäten: Gliedmaßen, also Arme und Beine

Fibrose: krankhafte Vermehrung des Bindegewebes (Kollagenfasern), wodurch sich das Gewebe verhärtet und narbige Veränderungen entstehen

freie Radikale: Schädliche Stoffwechselzwischenprodukte, die das Risiko für viele Krankheiten erhöhen. Antioxidanzien schützen gegen freie Radikale, denn sie reagieren mit diesen und verringern dadurch ihre Reaktivität.

Hitzehyperalgesie: übermäßige Schmerzempfindlichkeit bei Hitze

Hypästhesie: Sensibilitätsstörung durch herabgesetzte Empfindlichkeit der Berührungs- und Drucksensibilität der Haut

Hyperalgesie: übermäßige Schmerzempfindlichkeit und Reaktion auf einen üblicherweise schmerzhaften Reiz

Hyperhidrose: übermäßige Schweißproduktion

invasiv: diagnostische und therapeutische Maßnahmen, die in den Körper eindringen, bei denen also die Integrität des Körpers verletzt wird

Inzidenz: Zahl der Neuerkrankungen, die in einem Jahr pro 100.000 Menschen auftreten

Kinesiophobie: Angst, sich zu bewegen

Komorbidität: ein weiteres, diagnostisch abgrenzbares Krankheitsbild oder Syndrom, das zusätzlich zu einer Grunderkrankung (Indexerkrankung) vorliegt.

Kontraktion: Anspannen, Verkürzen oder Zusammenziehen von Muskeln oder anderen Strukturen

Kontraktur: durch Verkürzung oder Schrumpfung eines Gewebes kommt es zu Funktions- und Bewegungseinschränkungen oder Fehlstellungen von Gelenken

Kortex: Großhirnrinde

Läsion: Schädigung, Verletzung oder Störung der Funktion durch Trauma oder Erkrankung

Myoklonien: rasche unwillkürliche Muskelzuckungen

Nervenläsion: Verletzung von Nervengewebe, im engeren Sinn die Verletzung eines peripheren Nervs, also eines Nervs außerhalb des Schädels und des Wirbelkanals

neuralgiform: einer Neuralgie (anfallsweise auftretende Schmerzen im Bereich sensibler Nerven) ähnlich

neuropathische Schmerzen: Nervenschmerzen, die durch eine Schädigung oder Erkrankung von Nervenstrukturen entstehen. Im Gegensatz zu anderen Schmerzen sind die Nervenfasern nicht nur Überträger der Schmerzen, sondern Auslöser der Schmerzsignale.

neuroplastische Veränderungen: Veränderungen im Bereich des zentralen Nervensystems als Reaktion auf Störungen, Schädigungen oder Verletzungen. Sie können z. B. durch motorisches Training angeregt werden.

nozizeptiver Schmerz: Schmerz, der von speziellen Schmerzrezeptoren (Nozizeptoren) in Haut, Bindegewebe, Muskeln, Knochen und Gelenken (somatischer Schmerz) oder in inneren Organen (viszeraler Schmerz) ausgeht

Ödem: Schwellung eines Gewebes durch Einlagerung von Flüssigkeit aus dem Gefäßsystem

Parästhenie: Missempfindungen des Körpers, unangenehm, aber meist nicht schmerzhaft, die nicht durch physikalische Reize ausgelöst werden, z. B. Kribbeln, Pelzigkeit oder Jucken

Pathogenese: Entstehung, Entwicklung und Verlauf einer Krankheit

pathophysiologisch: alles, was mit Krankheitsvorgängen und Funktionsstörungen im menschlichen Organismus zusammenhängt

peripheres Nervensystem: der Teil des Nervensystems außerhalb von Gehirn und Rückenmark

Pseudoparese: Lähmungen, die nicht auf eine Nervenverletzung zurückzuführen sind, sondern u. a. auf Schmerz, Trauma oder Druck

Sudomotorik: Schweißsekretion

Trauma: Verletzung oder Schädigung durch Gewalteinwirkung

Tremor: Muskelzittern

trophisch: die Ernährung (v. a. des Gewebes) betreffend

trophische Störung: Störung der Ernährung des Gewebes von Haut/Haaren/Nägeln

Vasomotorik: Bewegungen (durch Kontraktion und Relaxation) der Gefäße

zentrales Nervensystem: Nervenstrukturen in Gehirn und Rückenmark

zentralnervös: das zentrale Nervensystem betreffend

Quellenangaben

1. Heike Le Ker: Umgang mit Krebs: Es gibt viel Raum für Zuversicht. Gespräch mit Frank Schulz Kindermann. In: Spiegel 3.2.19 https://www.spiegel.de/gesundheit/diagnose/umgang-mit-krebs-das-raet-ein-psychoonkologe-a-1250928.html (Zugriff 04.02.20)
2. Patienteninformation bei CRPS (Lubinus Klinikum Kiel, Abteilung für Schmerztherapie).
3. Nicole Draheim u. a.: CRPS bei Kindern und Jugendlichen (August 2016). www.rheuma-kinderklinik.de (Zugriff 27.05.20)
4. Frank Birklein u. a.: AWMF-Leitlinie »Diagnostik und Therapie komplexer regionaler Schmerzsyndrome (CRPS)«. In: Leitliniensammlung. Stuttgart: Thieme; 2021. https://eref.thieme.de/9GVMT (Zugriff 18.05.2021)
5. Lucian M Macrea u. a.: CRPS – das komplexe regionale Schmerzsyndrom. Wie man es erkennt und welche Therapieoptionen zur Verfügung stehen. Ars Medici 6 /2011.
   Georg Gradl: Dystrophiesyndrom nach Fußverletzungen. Trauma und Berufskrankheit, Sonderheft 1 /2005; S. 172 https://docplayer.org/131486396-Dystrophiesyndrom-nach-fuss-verletzungen.html (Zugriff 01.01.21)
6. Hans-Günter Nobis, Roman Rolke: Was ist Schmerz? https://www.schmerzgesellschaft.de/topnavi/patienteninformationen/herausforderung-schmerz/was-ist-schmerz (Zugriff 21.11.20)
7. Hans-Günter Nobis u. a.: Schmerz – eine Herausforderung. Heidelberg: Springer. 3. Auflage. 2020
8. https://www.schmerzgesellschaft.de/topnavi/patienteninformationen/schmerzerkrankungen/komplex-regionales-schmerzsyndrom-crps (Zugriff 06.10.20)
9. Corinna Körbler u. a. Die Handtherapie in der Behandlung des CRPS. Hand-/Mikro-/Plastische Chirurgie 2015; 47(03): 182–189. doi:10.1055/s-0035-1547302
10. Ulrich Pontes: Der Cortex. https://www.dasgehirn.info/grundlagen/anatomie/der-cortex (Zugriff 30.10.20)
11. N.N.: Der motorische Kortex: Eigenschaften und Funktionen. https://gedankenwelt.de/der-motorische-kortex-eigenschaften-und-funktionen/ (Zugriff 18.03.2021)
12. https://journals.lww.com/clinorthop/Abstract/1982/03000/The_Classic__Gunshot_Wounds_and_Other_Injuries_of.2.aspx (Zugriff 21.11.20)
13. Martina Feichter: Handgelenkbruch. https://www.netdoktor.de/krankheiten/fraktur/handgelenkbruch/ (Zugriff 03.06.20)
14. Janne Gierthmühlen, E-Mail vom 20.8.20

15 Myriam Herrnberger, Frank Birklein: Diagnostik und Therapie des komplexen regionalen Schmerzsyndroms (CRPS).https://www.thieme-connect.de/products/ejournals/html/10.1055/a-0836-0271%20 (Zugriff 21.05.2020)

16 N.N.: Ganz normal für die gesetzlichen Kassen: 663.114-mal hat die GKV im Jahr 2010 die Krankenhausbehandlung von Knochenbrüchen finanziert. https://www.gkv-spitzenverband.de/presse/pressemitteilungen_und_statements/pressemitteilung_3591.jsp (Zugriff 17.03.2021)

17 Myriam Herrnberger, Frank Birklein, Jule Frettlöh: Komplex Regionales Schmerzsyndrom (CRPS). https://www.schmerzgesellschaft.de/topnavi/patienteninformationen/schmerzerkrankungen/komplex-regionales-schmerzsyndrom-crps (Zugriff 06.10.20)

18 Frank Birklein u. a.: AWMF-Leitlinie »Diagnostik und Therapie komplexer regionaler Schmerzsyndrome (CRPS)«

19 N.N.: Was ist Morbus Sudeck (CRPS)? https://www.sudeckselbsthilfe.de/was-ist-morbus-sudeck-crps (Zugriff 23.02.21)

20 Sybille Kramer: Das komplexe regionale Schmerzsyndrom (CRPS). Psyche, Körper und Traditionelle Chinesische Therapie (TCM). Deutsche Zeitschrift für Akupunktur 2020. 63 (2) S. 83–84

21 Myriam Herrnberger, Frank Birklein: Diagnostik und Therapie des komplexen regionalen Schmerzsyndroms (CRPS)

22 Mareike Müller: Morbus Sudeck. https://www.netdoktor.de/krankheiten/morbus-sudeck (Zugriff 23.02.21)

23 Jessica Obermann: Physiotherapie 1., S. 3 https://docplayer.org/24495767-Jessica-obermann-physiotherapie-1.html (Zugriff 23.02.21) Jessica Tenten: Physiotherapeutische Maßnahmen beim CRPS. http://www.jo-physio.de/html/pt_bei_crps.html (Zugriff 23.02.21)

24 Frank Birklein u. a.: AWMF-Leitlinie »Diagnostik und Therapie komplexer regionaler Schmerzsyndrome (CRPS)«

25 Frank Birklein u. a.: AWMF-Leitlinie »Diagnostik und Therapie komplexer regionaler Schmerzsyndrome (CRPS)«

26 Georg Gradl: Dystrophiesyndrom nach Fußverletzungen.

27 Rainer Zumhasch, Michael Wagner: Therapie des komplexen regionalen Schmerzsyndroms (CRPS-I) aus handtherapeutischer Sicht. In: Handchirurgie Band 1 (Hrsg. H. Towfight, R. Hierner, M. Langer, R. Friedel) Springer Verlag 2011, S. 423–435

28 N.N.: Was ist Morbus Sudeck (CRPS)? https://www.sudeckselbsthilfe.de/was-ist-morbus-sudeck-crps/ (Zugriff 26.05.20)

29 Nicole Draheim u. a.: CRPS bei Kindern und Jugendlichen

30 Elisabeth Nolde: »Sudeck« quält schon 11-Jährige. Medical Tribune https://www.medical-tribune.de/medizin-und-forschung/artikel/sudeck-quaelt-schon-11-jaehrige/ (Zugriff 02.12.20)

31 Nicole Draheim u. a.: CRPS bei Kindern und Jugendlichen

32 Nicole Draheim u. a.: CRPS bei Kindern und Jugendlichen

33 Nicole Draheim u. a.: CRPS bei Kindern und Jugendlichen

34 Jürgen Lesky: Die »Sudeck-Persönlichkeit«: Mythos und Fiktion. Zeitschrift für Orthopädie und Unfallchirurgie, Heft 148; 2010; S. 716–722

35 Jürgen Lesky: Die »Sudeck-Persönlichkeit«: Mythos und Fiktion.

36 Jürgen Lesky: Die »Sudeck-Persönlichkeit«: Mythos und Fiktion.

37 Margrit List: Krankengymnastische Behandlungen in der Traumatologie. Heidelberg Springer Verlag, 2. überarbeitete Auflage 1986

38 Frank Birklein u. a.: AWMF-Leitlinie »Diagnostik und Therapie komplexer regionaler Schmerzsyndrome (CRPS)«

39 Jürgen Lesky: Die »Sudeck-Persönlichkeit«: Mythos und Fiktion.

40 Jürgen Lesky: Die »Sudeck-Persönlichkeit«: Mythos und Fiktion.

41 Nina Strochlic: Geschichte des Handschlags: Warum fassen wir so oft Fremde an? https://www.nationalgeographic.de/geschichte-und-kultur/2020/03/geschichte-des-handschlags-warum-fassen-wir-so-oft-fremde (Zugriff 13.10.20)

42 Eva Rudolf-Müller: Hand. https://www.netdoktor.de/anatomie/hand/ (Zugriff 14.10.20)

43 Jörg Carls: Allgemeine Anatomie der Hand. https://docplayer.org/37358771-1-allgemeine-anatomie-der-hand.html (Zugriff 23.02.21)

44 Stefan Knobel, Stefan Marty-Teuber: Die Bedeutung der menschlichen Hand in der Evolution des Menschen. Vom (Be)Greifen zum Denken. In: Lebensqualität. Die Zeitschrift für Kinaesthetics. 2008; Nr. 3 https://zeitschrift-lq.com/ausgabe_2008_3.cfm (Zugriff 19.10.20)

45 Stefan Stöcklin. Beweis für die evolutionäre Entwicklung der Hand. https://www.welt.de/wissenschaft/article121453686/Beweis-fuer-die-evolutionaere-Entwicklung-der-Hand.html (Zugriff 19.10.20)

46 Ernst-Michael Kranich: Die Intelligenz der Hände. Hand-Arbeit und Gehirnentwicklung. In: Erziehungskunst, 66 (2002) 5; S. 515–522

47 Ernst-Michael Kranich: Die Intelligenz der Hände. Hand-Arbeit und Gehirnentwicklung.

48 Ebba Drolshagen: Zwei rechts, zwei links. Geschichten vom Stricken. Frankfurt am Main: Suhrkamp; 2017

49 Georg Gradl: Dystrophiesyndrom nach Fußverletzungen

50 Frank Birklein u. a.: AWMF-Leitlinie »Diagnostik und Therapie komplexer regionaler Schmerzsyndrome (CRPS)«

51 Gaby Haitzer: So ersparen Sie Ihren Patienten ein Martyrium. Morbus Sudeck rechtzeitig erkennen. In: MMW-Fortschritte in der Medizin Nr. 9 /2003; S. 46–47.

52 Frank Birklein u. a.: AWMF-Leitlinie »Diagnostik und Therapie komplexer regionaler Schmerzsyndrome (CRPS)«

53 Christian Maihöfner, Frank Birklein: Komplex regionale Schmerzsyndrome: Neues zu Pathophysiologie und Therapie. Fortschritte der Neurologie und Psychiatrie 2007, 75; S. 331–342.

54 N.N.: Viel zu spät erkannt – trotz einfacher Diagnosekriterien. https://crpsshgduesseldorfde.com/tag/modifizierten-budapest-kriterien/ (Zugriff 23.02.2020)

55 CRPS/Morbus Sudeck. Informationen für Betroffene. BG Klinikum Duisburg.

56 CRPS/Morbus Sudeck. Informationen für Betroffene

57 Myriam Herrnberger, Frank Birklein: Diagnostik und Therapie des komplexen regionalen Schmerzsyndroms (CRPS)

58 https://www.ptaheute.de/news/artikel/dimethylsulfoxid-kein-neues-wundermittel/ (Zugriff 12.10.20)

59 Christian Maihöfner, Frank Birklein: Komplex regionale Schmerzsyndrome: Neues zu Pathophysiologie und Therapie.
Susann Seddigh, Frank Birklein: Schmerz ist nicht gleich Schmerz – ein Fallbericht als Plädoyer für eine differenzierte Schmerzdiagnostik und Therapie. In: Klinische Neurophysiologie 43(04), Dezember 2012. https://www.researchgate.net/publication/270938600_Schmerz_ist_nicht_gleich_Schmerz_-_ein_Fallbericht_als_Pladoyer_fur_eine_differenzierte_Schmerzdiagnostik_und_Therapie (Zugriff 23.02.21)
https://crps-netzwerk.org/cms/forum/thema/medikamentoese-schmerztherapie/ (Zugriff 23.02.21)

60 Sonja Hiddemann, Roman Rolke: Medikamentöse Schmerzbehandlung. https://www.schmerzgesellschaft.de/topnavi/patienteninformationen/medizinische-schmerzbehandlung/medikamentoese-schmerzbehandlung (Zugriff 09.10.20)

61 Christian Maihöfner, Frank Birklein: Komplex regionale Schmerzsyndrome: Neues zu Pathophysiologie und Therapie.

62 Sonja Hiddemann, Roman Rolke: Medikamentöse Schmerzbehandlung. https://www.schmerzgesellschaft.de/topnavi/patienteninformationen/

medizinische-schmerzbehandlung/medikamentoese-schmerzbehandlung (Zugriff 09.10.20)

63 Frank Birklein u. a.: AWMF-Leitlinie »Diagnostik und Therapie komplexer regionaler Schmerzsyndrome (CRPS)«

64 N.N.: Ketamin. https://crps-netzwerk.org/cms/forum/thema/ketamin/ (Zugriff 23.02.21)

65 Infoblatt »Einwilligung für die ganglionäre lokale Opioidapplikation (GLOA) am Ganglion stellatum« Lubinus Klinikum, Kiel.

66 Infoblatt »Einwilligung für die ganglionäre lokale Opioidapplikation (GLOA) am Ganglion stellatum« Lubinus Klinikum, Kiel.

67 Frank Birklein u. a.: AWMF-Leitlinie »Diagnostik und Therapie komplexer regionaler Schmerzsyndrome (CRPS)«

68 N.N.: Sympathikusblockade. https://medlexi.de/Sympathikusblockade (Zugriff 06.10.20)

69 Infoblatt »Einwilligung für die ganglionäre lokale Opioidapplikation (GLOA) am Ganglion stellatum«

70 N.N.: Was ist Rückenmarkstimulation? https://www.medtronic.com/de-de/fachkreise/therapien-prozeduren/neurologie-schmerztherapie/rueckenmarkstimulation.html (Zugriff 07.10.20)

71 N.N.: Hinterhorn. https://www.spektrum.de/lexikon/neurowissenschaft/hinterhorn/5422 (Zugriff 07.10.20)

72 Frank Antwerpes u. a.: Spinal Cord Stimulation. https://flexikon.doccheck.com/de/Spinal_Cord_Stimulation (Zugriff 07.10.20)

73 Frank Antwerpes u. a.: Spinal Cord Stimulation.

74 Das komplex-regionale Schmerzsyndrom 3.2.2 Aktuelle Schmerzmedizin – 21. Erg. Lfg. 02/15.

75 N.N.: Was ist eine Lymphdrainage? https://www.reha-prime.ch/was-ist-eine-lymphdrainage/ (Zugriff 12.10.20)

76 N.N.: Entzündungen – Heilreaktionen des Körpers. https://www.naturheilzentrum-nuernberg.de/lexikon/e/entzuendungen.html (Zugriff 20.10.20)

77 https://crpsshgduesseldorfde.com/tag/neuromatrix/ (Zugriff 20.10.20)

78 Gerda Kneifel: Komplexes regionales Schmerzsyndrom: Neue Therapieoptionen für eine unverstandene Krankheit. https://deutsch.medscape.com/artikelansicht/4904716 (Zugriff 03.12.20)

79 N.N.: Propriozeptive Neuromuskuläre Fazilitation. https://de.wikipedia.org/wiki/Propriozeptive_Neuromuskul%C3%A4re_Fazilitation (Zugriff 17.03.2021)

80 Samuel Senn, Jimmy Müller: Ist GMI bei CRPS Typ I bezüglich des Leitsymptoms Schmerz besser geeignet als herkömmliche Therapieformen? Bachelorarbeit Physiotherapie. Zürcher Hochschule für Angewandte Wissenschaften 2018

81 Samuel Senn, Jimmy Müller: Ist GMI bei CRPS Typ I bezüglich des Leitsymptoms Schmerz besser geeignet als herkömmliche Therapieformen?

82 Corinna Körbler u. a. Die Handtherapie in der Behandlung des CRPS.

83 Corinna Körbler u. a.: Die Handtherapie in der Behandlung des CRPS.

84 Daniela Pfleger: CRPS: komplexes regionales Schmerzsyndrom ... und wie es behandelt werden sollte. In: Zeitschrift für Physiotherapeuten 9 /2019. https://webarchiv.physiotherapeuten.de/%E2%80%8Bcrps-komplexes-regionales-schmerzsyndrom%E2%80%8B/#.X-8MYhZCeCo (Zugriff 01.11.2020)

85 Kathrin Allgöwer: Auf mehreren Ebenen rehabilitieren. In: Physiotherapie 11–12/2008, S. 28–31

86 Corinna Körbler u. a.: Die Handtherapie in der Behandlung des CRPS.

87 Frank Birklein, Janne Gierthmühlen: Treten oder streicheln? Darf die CRPS-Therapie wehtun? In: Schmerzmedizin 35/2019; S. 8–10.

88 Frank Birklein u. a.: AWMF-Leitlinie »Diagnostik und Therapie komplexer regionaler Schmerzsyndrome (CRPS)«

89 Gerda Kneifel: Komplexes regionales Schmerzsyndrom: Neue Therapieoptionen für eine unverstan-

dene Krankheit. Medscape (23.03.2016) https://deutsch.medscape.com/artikelansicht/4904716 (Zugriff 12.08.20)

90 Myriam Herrnberger, Frank Birklein: Diagnostik und Therapie des komplexen regionalen Schmerzsyndroms (CRPS) https://www.thieme-connect.de/products/ejournals/html/10.1055/a-0836–0271 (Zugriff 21.05.20)

91 CRPS/Morbus Sudeck. Informationen für Betroffene. BG Klinikum Duisburg.

92 Dachverband Komplementärmedizin: Komplementärmedizin – ein Leitfaden für Patientinnen und Patienten. https://nvs.swiss/Dokumente/Ratgeber-Vorlagen/Dakomed_Leitfaden_Patienten.pdf (Zugriff 08.12.20)

93 N.N.: Shiatsu, eine Körpertherapie, die auch bei CRPS / Morbus Sudeck helfen kann. https://crps-netzwerk.org/cms/shiatsu-eine-koerpertherapie-die-auch-bei-crps-morbus-sudeck-helfen-kann/ (Zugriff 12.12.2020)

94 Gerhard Emrich, Doris Zumbühl: Morbus Sudeck. https://www.sprechzimmer.ch/Krankheitsbilder/Morbus_Sudeck.html (Zugriff 09.12.20)

95 Barbara Schneider: Der Einsatz von Blutegeln bei der Behandlung eines komplexen regionalen Schmerzsyndroms (CRPS). Ein Erfahrungsbericht. In: Deutsche Zeitschrift für Akupunktur, 2 /2020; S. 99–100.

96 Stephan Swart, Carlo Di Maio:Kombinierte Stoßwellentherapie. https://www.privataerzte-deutschland.de/themen/kombinierte-stosswellentherapie_morbus-sudeck/ (Zugriff 09.12.20)

97 Petra Schwinn: Qigong in der multimodalen Schmerztherapie. Integration einer traditionellen chinesischen Bewegungstherapie. In: Schmerzmedizin 35 (5)/2019; S. 32–36.

98 Stella Nkenke: Selbsthypnose bei komplexem regionalem Schmerzsyndrom (CRPS).
Ein Fallbericht. https://docplayer.org/24495909-Bei-einem-sturz-von-meinem-pferd-landete-ich-so-unglueecklich-auf-meinem-linken.html (Zugriff 09.12.20)

99 Birgit Kriener: Morbus Sudeck aus Sicht Chinesischer Medizin (17.05.2019) im Forum der Heilpraktiker- und Therapeutenschule Isolde Richter.https://www.fernlehrgang-heilpraktiker.com/forum/thread-31353.html (Zugriff 10.11.20)

100 Anabelle Janssen: Spiegelakupunktur bei komplexem regionalem Schmerzsyndrom. In: Deutsche Zeitschrift für Akupunktur 2 /2020; S. 97.

101 Eduard Kraft, Shahnaz Christina Azad: Exergames – eine neue Therapieoption bei CRPS? In: Der Schmerz (34) 2 /2020; S. 113–114.

102 Eduard Kraft, Shahnaz Christina Azad: Exergames – eine neue Therapieoption bei CRPS?

103 Peter Niemann: Die Anti-Entzündungs-Strategie. Wie Sie gesund 100 Jahre alt werden. Stuttgart: TRIAS; 2020.

104 Lucia Nirmala Schmidt: Das HandHeilbuch. Einfache Übungen, um Beschwerden zu lindern, die Hände zu kräftigen und die Beweglichkeit zu erhalten. München: Knaur; 2020.

105 N.N.: Ratschläge für Angehörige. https://www.sudeckselbsthilfe.de/ratschl%C3%A4gef%C3%BCr-angeh%C3%B6rige/ (Zugriff 10.10.20)

Stichwortverzeichnis

Empfehlungen von Elvira Willems

Im Folgenden finden Sie weiterführende Empfehlungen

Internetadressen

Blog der Autorin:
www.atelierzumsee.blogspot.de

CRPS-Selbsthilfegruppen:
- https://nw.crps-netzwerk.org/cms
- https://www.sudeckselbsthilfe.de
- https://crps-bayern.info

Mailkontakt zur CRPS-Selbsthilfegruppe Bremen / Nordniedersachsen: bremen@sudeckselbsthilfe.de

Ernährungsempfehlungen auf der Website der CRPS-Selbsthilfe: https://www.sudeck-selbsthilfe.de/ernährung-und-morbus-sudeck

CRPS-APP der Firma Routine Health mit wissenschaftlich basierten Trainings- und Therapie-Modulen: https://routine.health/routine-crps

Auf TeleGym erhalten Sie einen Überblick, welche Gymnastik-Lektionen auf welchem Sender täglich im Fernsehen gezeigt werden: https://www.telegym.de/TELE_GYM_TV-1–6.htm

CRPS-Meditationen der Firma »Humanity in Motion«: https://humanityinmotion.de/produkt/meditative-reise-fuer-morbus-sudeck-crps-betroffene

Elektronische Geschicklichkeitsspiele, mit denen Sie auf unterhaltsame Weise Ihre Hand trainieren können:
- Rock & Troll (für iOS): https://apps.apple.com/us/app/rock-troll-roll-the-ball/id923844221
- Classic Labyrinth 3d und Classic Labyrinth 3d Maze 2 (für Android): https://play.google.com/store/apps/developer?id=Cabbiegames&hl=de
- Stack (für iOS und Android): https://play.google.com/store/apps/details?id=com.ketchapp.stack&hl=en_US&gl=US

Bibliografische Information der Deutschen Nationalbibliothek
Die Deutsche Nationalbibliothek verzeichnet diese Publikation in der Deutschen Nationalbibliografie; detaillierte bibliografische Daten sind im Internet über http://dnb.d-nb.de abrufbar.

Programmplanung: Katja Liese
Projektmanagement: Anja Bippus
Redaktion: Anne Bleick

Umschlaggestaltung und Layout:
CYCLUS · Visuelle Kommunikation, Stuttgart

Bildnachweis:
Umschlagmotiv:
CYCLUS · Visuelle Kommunikation, Stuttgart
Autorinnenfoto S. 3: © privat
Zeichnungen: Susi Schaaf, Bellheim

1. Auflage 2021

TRIAS Verlag in Georg Thieme Verlag KG
Rüdigerstraße 14, 70469 Stuttgart, Germany
www.trias-verlag.de

Printed in Germany

Satz: Fotosatz Buck, Kumhausen
Druck: AZ Druck und Datentechnik GmbH, Kempten

Gedruckt auf chlorfrei gebleichtem Papier

ISBN 978-3-432-11322-7 1 2 3 4 5 6

Auch erhältlich als E-Book:
eISBN (ePub) 978-3-432-11323-4

Wo datenschutzrechtlich erforderlich, wurden die Namen und weitere Daten von Personen redaktionell verändert (Tarnnamen). Dies ist grundsätzlich der Fall bei Patienten, ihren Angehörigen und Freunden, z. T. auch bei weiteren Personen, die z. B. in die Behandlung von Patienten eingebunden sind.

Thieme nennt Autorinnen und Autoren konkrete Beispiele, wie sich die Gleichstellung von Frauen und Männern sprachlich darstellen lässt. Wo im Text (z. B. aus Gründen der Lesbarkeit) nur das generische Maskulinum verwendet wird, sind alle Geschlechter gleichermaßen gemeint.

TRIAS, einer der führenden Ratgeberverlage im Bereich Gesundheit, gehört zur Thieme Gruppe, marktführender Anbieter medizinischer Fachinformationen und Services. Anspruch der Thieme Gruppe ist es, den im Gesundheitswesen tätigen Berufsgruppen sowie allen an Gesundheit Interessierten genau die Informationen und Angebote bereitzustellen, die sie in einer bestimmten Arbeitssituation oder Lebensphase benötigen. Durch die hohe Qualität und zielgruppenspezifische Relevanz der angebotenen Leistungen bereitet Thieme den Weg für eine bessere Medizin und mehr Gesundheit im Leben.

Thieme